生病藥不藥

德國藥學博士黃旭山教授的藥物關係學

解析藥物進入五臟六腑以及眼耳鼻舌身各器官，教你正確用藥

作者◎黃旭山

研究室裡的閃亮鑽石

出版總策畫 時兆創新股份有限公司 時承醫療養生集團
創辦人 林玟妗

那天相識在城邦布克的會議室裡，第一次看見教授的學經歷，也第一次接觸到他對藥物管理、疾病防治、健康管理的德式精闢見解。

頓時發現這些年我對亞健康養生的關注與推動是非常有意義的努力方向，因為如何讓普羅大眾更精確地來認識自己的身體功能，關注五臟六腑之間的關係與互動，才可用更客觀的醫療輔以正確的藥物治療疾病，並啟動身體自癒的能力。

之後幾次拜訪臺北醫學大學的討論中，更驚覺教授的醫學與藥學根基深厚，博覽群籍，對整個醫療整合有相當完整豐富的研究經驗與成果。每天清晨五點半即在北醫大的研究辦公室，開始一天的教學研究工作，嚴謹且負責的治學態度，令我印象深刻，更感受當教授研究生的學習壓力與另一種福氣。

令人驚訝的是教授是到德國雷根斯堡大學取得博士學位，除英語外還會講德語，是台灣醫藥學界的非常奇特的學經歷，除擔任過國防醫學院藥學系系主任、研發長外，甚至在三軍總醫院臨床藥學部也擔任過部主任，過去 30 多年共

發表 130 多篇的 SCI 專業學術論文，並獲 39 個國際專利，而這本中文書中也引用了 249 篇文獻，著實是用寫研究論文方式鋪陳，令吾也耳目一新。

在教授傲人的學經歷背後，我更希望讓每位讀者感受到其紮實的研究精神，與如沐春風般謙卑的人生態度，及寬廣厚德載物的胸懷，非常值得年輕人學習。再加上教授這些年在新藥研究發展的實力，更感到是國家不可多得的棟樑，能為教授出書實是此生一個重要的里程碑與紀錄。

此外，本書推薦序也相當傲人的冠蓋雲集及可讀性，集結了當前醫藥學界的重要學者長官前輩，更增加了整本書的學術價值及實用性。期待在步向老齡化的洪流裡，本書可成為個人、家庭不可或缺之具深度廣度且實用的藥物寶典，也期待讓我們可真正的正確使用藥物，蘊養身體健康品質，啟動自癒能力，迎向幸福的每一天。

出書這段時間，常在晨光乍起時和教授討論書的內容，其認真無我的態度，常迴盪於腦中，也讓我看到教授研究室就像一顆發亮的鑽石，總是閃耀著炫目的光芒，堅毅剛勇卻獨自美麗。此刻要把這份獨美呈現到每個人面前與您共學，共創健康人生。

2023 春

推薦序：（依姓名筆畫順序排列）

推薦序 1.
國家衛生研究院院長、前國防醫學院校長 司徒惠康院士

　　自古以來藥物就與人類文明的進化密不可分，神農嚐百草、秦始皇煉丹、伊甸園內生命樹的長生不老果實，古今中外皆然。《史記 - 補三皇本紀》中記載：【神農氏作蠟祭，以赭鞭鞭草木，嚐百草，始有醫藥。】史料中神農氏出生就有個水晶肚，五臟六腑能看得一清二楚！為解決蒼生黎民所受疾病之苦，他用紅褐色的鞭子鞭打百草，使植物釋放出各式物質並親嚐其平、毒、寒、溫之屬性，經其以身試藥，方有中華醫藥之濫觴。神農每天日以繼夜的工作，堅持品嚐各式各樣的草木，並詳實將草藥的種類、藥性、氣味及適合治療哪些疾病做完整的紀錄。曾經「一日而遇七十毒」，幸虧他的水晶肚，身體玲瓏透明，從外面就可以看清五臟六腑，所以能夠找到中毒部位並尋求解救的方法。唐朝《史記 - 補三皇本紀》約莫是 1500 多年前的記載，當時在缺乏所謂「現代」醫學實證的根據下可以【大膽且前瞻】的描述藥物與器官間的交互作用及毒性，不得不佩服前人的神臆測與深厚智慧的底蘊。本書是作者以逾四十年深厚藥物學功力轉化為以科普型式呈現的用藥良帖，精準又全面的介紹各種不同用藥的方式、用藥的劑型與藥物間交互作用及代謝的相關原理，全書條理分明、脈絡相承、融東會西且博古通今，在現今網路用藥資訊氾濫甚且電腦售藥盛行的時代，這本書的問世更顯經典。

認識本書作者黃旭山教授多年，一路隨著他從國防醫學院學生時代到畢業留校擔任助教有許多的互動，之後看到他遠赴德國雷根斯堡 (University of Regensburg) 接受完整藥物化學博士訓練；返國後我們在母校國防醫學院共同切磋，生活及學術領域上互相扶持、共同成長。個人非常了解他在藥物化學、藥劑學、藥效學、藥物動力學和臨床藥學等專業領域的深厚功力。他在學術專業領域發表了近 130 篇國際論文，也獲得 39 個國際專利並得到許多獎項的肯定。這樣一位在國際藥學領域的重量級學者將他過去幾十年對藥物間的交互作用，以及與人體不同組織、器官間奧妙互動做了一個非常清晰與非常精采的說明。藥物到底是解藥還是毒藥，治病還是致病？相信這本書給了精準而且全面的答案。

推薦序 2. 對症下藥，創造健康人生

臺北醫學大學校長 林建煌教授

喜聞樂見黃旭山教授出版新書，這本新書不僅是一本藥學的書，更是一本讓社會大眾皆能輕鬆閱讀的實用工具書，透過深入淺出的文字，揭開藥物關係學的秘密，教民眾從中學會正確用藥，真正達到藥到病除，治標又治本。

黃教授在藥學界服務三十多年，他的藥學專業博古通今，尤其在藥物化學及新藥開發有相當多的研究成果。過去在國防醫學院、三軍總醫院服務期間表現相當亮眼，後來加入臺北醫學大學團隊也表現非常優秀，積極投入癌症生物學

與藥物研發，更曾榮獲臺北醫學大學年度研究成就獎。

　　黃教授以一位藥學教授及藥師的專業背景，將藥學理論化為實務，從首章「藥是解藥還是毒藥」闡述，接續分析民眾居家常用藥品的基本知識及正確用法，讓讀者能藉淺顯易懂的論述，了解藥學、藥理學為何如此多樣及複雜。

　　其次，本書並依眼、耳、鼻、舌、身的概念，再類比藥物、食療、營養食品、植物藥與身體各臟器間的關係，加上中西醫、藥物理化特性、pka、溶解度、pH 值、藥物動力學、藥效學、活化劑藥物、拮抗劑藥物、劑型、給藥途徑、多重用藥、藥食同源等主題，衍生藥物關係學的概念，也令人耳目一新、獲益良多。

　　此書也教導民眾正確用藥的衛教觀念，書中提到，當藥物進入人體除產生該有的藥理作用外，也同時會產生各種代謝物及可能的藥物不良反應，因此藥不能亂吃，更不是吃愈多愈好。此外，對於人體各器官間的複雜關係，用藥物關係學來描述也是本書的一大特色。

　　在後疫情時代及邁入高齡社會的世代，藥物離我們的日常生活越來越貼近，每個人都會有生病感冒需要吃藥的時候，但藥學的知識多如鴻毛，本書能正確轉化藥學觀念並分類敘述，是一本非常難能可貴的藥學書籍，希望大家都能培養正確用藥觀念，邁向健康人生。

推薦序 3.

國防醫學院校長 查岱龍教授

認識旭山已經有很長的一段時間，一直以來都是亦師亦友的關係，除了欣賞他溫文儒雅的為人風采，更感佩他豐富的藥物知識、藥學專業，也因此有幸能成為研究的夥伴，以他為學習的對象，針對彼此最感興趣的研究課題，共同努力，也曾經一起投入抗癌新藥的研發工作，不僅合作愉快，更高興能有向他學習的機會。因此，對於此次能為他的新書寫序，不僅倍感光榮，更慶幸他能將藥物學博大精深的知識，透過深入淺出的方式，分享給普羅大眾，讓大家對藥物的使用能有更多正確的認識。

因為工作的緣故，藥物已是日常不可或缺之物，且在經歷過藥物開發的過程，深深地體認到一個新藥，從藥物標的的發現，經臨床前期的研究，藥物毒性的測試，進入臨床一、二、三期的試驗，乃至上市治療病人，期間所耗費的人力、物力、經費、時間，往往難以想像，而且研發失敗的多，能成功者少之又少。因此，每當面對病人時，若有藥物可以治療疾病，不僅慶幸有武器使用能戰勝病魔，更感謝所有參與藥物研發的人員，特別是藥物學家，沒有他們的辛勤努力，心血付出，讓醫護同仁得免面對病患而束手無策。

然而，藥物就像一柄雙面刃，用的適當能治療疾病，幫助病人，但是也有可能引發不適，產生副作用而傷害病人。國內的醫療先進，常為國際人士稱道，但在長期的醫療工作

下，深深覺得對病人藥物使用的衛教說明，醫界雖然多有努力，但仍感不足。現今網路資訊發達，各種似是而非的觀念充斥，反令人有盡信書不如無書之感。

　　旭山老師的【生病藥不藥】，以藥物關係學來揭開藥物的秘密，對於芸芸眾生在遭受疾病侵擾，須接受藥物治療時，提供了一個正確用藥幫助自己的管道。書中以藥是解藥還是毒藥開始，認識藥物與身體的關係，藥物是如何在身體吸收、運行、代謝，達到療效外，對於為何產生毒性及副作用，進而排除體外也有詳細的解說。更告訴您，透過老祖先的智慧，中西藥如何殊途同歸，不同年齡的嬰幼兒、老年人對藥物會有如何不同的反應，食物對藥物的影響，台灣為何是洗腎王國，與藥物的不當使用有何關係，以及對高齡長者多重用藥時應有那些全面的認知。並對藥物使用的途徑從口服、舌下、鼻吸等會有如何不同的作用，從腸道、肝臟、腎臟、皮膚本身的功能與藥物作用後如何產生副作用，乃至於婦女私密處的用藥的介紹，藥物間的交互作用，包羅甚廣，淺顯易懂，又具有實用價值，可為日常用藥的參考。

　　本書處處可見旭山老師的用心與仁心，實為普羅大眾了解藥物相關知識的入門良徑，本人真心推薦，是為序。

推薦序 4. 這是一本協助您「迎向更健康的人生」必備的好書
前行政院衛生署藥政處長、前考試院考試委員 胡幼圃講座教授

喜歡讀序後再買書的您請一定要閱讀本序：

今天雖已是辜顧問 (google) 隨時陪侍在側、人手一機的後網路資訊時代，新世代人讀書、買書、擁書的「風氣」和習慣早已隨「風」而逝。但能有系統、簡明、扼要、有科學根據的專書，介紹各種不同用藥方式、用藥劑型及藥物間交互作用，且以用藥人而非選藥人（醫藥專業人員）的觀點，把需學習多年才能了解的藥劑學、藥效學和藥物動力學等艱深的專業知識，能像黃教授一樣深入淺出的介紹給您，坊間目前只此一本。

我認識黃旭山教授，從他就學、出國，獲博士學位，至今成為學術著作等身、成就斐然的傑出學者已超過 40 年。本書是他發表近 130 篇專業學術論文、獲 39 個國際專利後的第一本最貼近國人生活健康之作，也是各種民眾用藥參考書籍中，用淺顯、有系統的、介紹了幾乎所有的給藥途徑和注意事項的好書。自第一章及第二章起，分別介紹了藥是解藥還是毒藥，可致病還是致疾，接著對可能自行用藥的所有途徑：口服（第三章）、舌下（第五章）、眼用（第六章）、鼻腔（第七章）、小腸（第十章）、直腸（第十三章）及陰道（第十四章）作了相當詳細的介紹。另，又針對國人常見重大疾病的器官：胃（第九章）、肝（第十一章）、腎（第十二章）等，作了藥物吸收及副作用相關說明，如藥物進入體內

如何吸收、分佈、代謝、排泄和藥效的關係（藥物學及藥效學的關係）。不但如此，更以病人觀點，討論了大家最關心的：藥是不是就是毒？黃教授解析了正確而適當的用藥，可以得到治療效果；若未依醫囑，又用不當給藥方式、劑型、劑量，則副作用就會傷身。

　　介紹用藥的專書，坊間已有，大部分是依疾病來討論用藥，對於多種藥物同時使用，所產生的可能副作用卻極為缺乏。美國醫學雜誌（JAMA）在 1998 ～ 2000 年曾有數篇論文發表揭露：在醫藥管理較我國先進的美國，每年因用藥不當，而致死的人數，相當於每天有一架滿載乘客的 747 飛機（～ 400 人）墜毀（一年死亡超過十餘萬人），這是何等驚人的數字。在醫藥管理人員及管理費用遠低於美國的台灣，就更令人擔憂。這本著重於用藥觀念、劑型、給藥途徑、各種藥物交互作用及副作用相關的大作，就更彌足珍貴。

　　黃教授在其結語中，又特別再次強調除了藥物間有可能交互作用，「藥物與食品、健康食品、中草藥及營養補給品，都可能有交互作用」，目前有相當科學根據，但仍有相等多的交互作用，是需要更多的科學研究發掘，才能有效減少副作用，增加療效，特別是各國有不同食品及傳統用藥。

　　旭山教授特別選用「藥物關係學」為書名，其更深一層的用意是：由網路得到的專業醫藥知識，常會因片段、不完整而誤導讀者。在各國大力推展自我醫療（self–medication），使用指示用藥、成藥及電腦售藥，愈來愈泛濫的今日，能夠因本書而有系統的充實了自己的醫藥知識，對用藥有更正確

的了解，無疑是未來「迎向更健康人生」最重要的事。

旭山教授完成此書，邀我為序，我閱初稿後，欣然特為之序。

推薦序 5. 為生病藥不藥而寫
臺北醫學大學董事長、前臺北醫學大學附設醫院院長 陳瑞杰
講座教授

很高興看見黃教授這本為廣大民眾寫的有關藥物的書。

過去四十年的臨床醫師經驗，從住院醫師到臺北醫學大學附設醫院院長再到董事會擔任董事長，除行政工作外，也一直從事臨床工作，因此藥物的使用是非常重要的，尤其在當今健保及籠罩下，正確使用藥物攸關全民健康甚至生命。

醫療保健哲學 (philosophy of healthcare) 是對構成維護人類健康的倫理、過程和人的研究。主要關注的問題中也包含醫療保健及正確使用藥物的倫理問題。21 世紀的醫療發展快速，個人化醫療 (personalized medicine)、精準醫療 (precision medicine)、標靶醫療 (targeted medicine) 都是未來發展趨勢，這些新興的醫療模式都可減少公共醫療體系的負擔，依據每個人的生理條件或病況，去量身定做專屬的個人治療方法，因此每個人對藥物的基本認識就顯得格外重要。

由於醫療服務具有高度的不確定性、資訊不對稱性、複雜性，使病患難以客觀、精確的判斷醫師所提供的服務內容。在當今健保體制下，醫師能選擇之醫療方式及藥物也受

到很多行政拘束，包括是否在健保給付範圍、是否需先申請、是否要有特殊檢驗過程，也使藥物之選擇複雜化。因此站在臨床醫師的角度，也希望病人居家照護時也能正確用藥，減少後端醫療的不必要的困擾。

黃教授是少數留學德國，並獲得博士學位後返國服務的藥學專業人士。曾經擔任過藥學系主任及臨床藥學部部主任，記得約莫十年前曾與黃教授討論規劃北醫醫藥系統的構想，今欣聞其將過去專業所學出版成書，特此推薦作序!!

推薦序 6.
前臺北榮民總醫院院長、國防醫學院院長、三軍總醫院院長
張德明教授

本書是黃旭山教授的新作，黃教授畢業於國防醫學院，在德國雷根斯堡大學獲得自然科學博士，目前分別在臺北醫學大學和國防醫學院任教。

多年前，本人在擔任三軍總醫院院長時，請他擔任三軍總醫院藥劑部主任；於擔任國防醫學院院長時，他則擔任國防醫學院藥學系主任，也常在新藥研究上多所合作。黃教授應是國內極少數由基礎到臨床都有深厚背景且直接參與執行管理的學者。故欣聞其大作出版，乃迫不及待的先睹為快。一口氣大致看完，印象深刻的是其縱橫古今、貫通中西的氣魄，尤其創想了藥物關係學一詞，故得網絡全開，幾無掛漏。

藥物歷史溯及西元前兩千八百餘年神農本草經，和十六世紀李時珍的本草綱要。並依照眼、耳、鼻、舌、身的概念編寫，擴及腸、肝、腎、直腸、陰道、皮膚入藥與代謝。細膩到藥效、途徑、安全、副作用、藥動、代謝、結合、清除、排泄等全方位的探討，彷彿是一本藥物大全，甚至還談到食物入藥。若稱嘔心瀝血之作，應不為過。當然因黃教授的學術背景，及其信而有徵的科學訓練，部分內容對讀者大眾可能稍嫌深奧生澀，唯深刻與普及之間的拿捏，本來就極其困難。

本書涵蓋範圍甚廣，有教科書般學術論著的風格，鉅細靡遺，尤其尚羅列了食物療效等內容，包羅萬象，唯因部分已超出本人專業範圍，故無法逐一查證其原創性與真實性，但絕對是一本值得參閱存查的健康藥物書籍，乃為之序。

推薦序 7. 學好藥物關係學，你我將迎向更健康的人生
前臺北醫學大學校長 閻雲講座教授

人，終其一生都會走上生老病死這條路，其間難免會用藥治病，但絕大多數人對藥物相當陌生，有些甚至是無知，常在不知不覺中用錯藥或用錯劑量，不只達不到治療效果，還可能傷身。

但這也不能苛責這些人，畢竟藥物是門博大精深的學問，沒有長期浸淫其間，難以一窺堂奧。黃旭山教授這本巨著，涵蓋藥物、食物、營養食品、健康食品及中草藥等領

域，再依眼、耳、鼻、舌、身等五感，論述與人體、臟器和疾病的複雜關係。淺顯易讀，提供普羅大眾最實用的用藥需知。

從數千年前的神農嚐百草至今，華人用藥歷史悠久，總認為有則治病，無則補身，殊不知「是藥三分毒」的道理，長期不當用藥下來，非但治不了病，還可能傷了身體。台灣洗腎率世界第一，慢性腎臟病盛行率也位居世界前茅，除了健保體制下的醫療可近性高，導致慢性腎臟病確診率高之外，長期服用來路不明藥物也是主因。

這些理應不該出現的健康危害，讓從事藥學教育多年的黃旭山教授深感痛心，因而決定將畢生鑽研的專業知識轉為文字，寫成這本書，無非是要提供所有民眾一個明確指引，別再因不當用藥而付出慘痛代價。

黃旭山教授任教於臺北醫學大學，在教學及研究方面皆有優異表現，發表過 128 篇 SCI 論文，並擁有 39 件專利，是位藥物科學家，也是位備受學生敬愛的好老師。他秉持做學問的嚴謹態度，為了寫好這本書，引用了 249 篇參考文獻，不難想見這本書兼具深度及廣度，極具實用價值。

他在自序中闡明，在生活中常提到的人際關係，學術也有類似情形。以藥物來說，除了本身的理化特性外，還有酸度係數、溶解度、對應各器官部位的酸鹼值、藥物動力學、藥效學、活化劑藥物、拮抗劑藥物、劑型、給藥途徑、多重用藥、藥食同源等面向，都可能影響生體可用率及藥效，如此複雜的藥物理化特性與醫學生理關係，衍生出獨特且環環

相扣的藥物關係學。

這本書就以藥物關係學為軸心，再一一解析藥物與健康的緊密關係，他在第一章就從「藥是解藥，還是毒藥？」這個眾所關注的議題切入，說明藥物在體內經歷的是一趟奇幻旅程，用藥務必審慎小心，否則可能出現「藥到不一定病除，有時還可能傷身」的反效果。

第二章的「是藥三分毒，治病也可能致病。」則明白指出世上並沒有十全十美的藥物。只要稱之為藥，就有三分毒，以現代藥學理論而言，這種毒就是藥物的毒副作用和不良反應。就因為藥物有如刀之雙刃，治病和致病僅在一線之間，更加彰顯擁有正確用藥觀念的重要性。

今天我們所處的是一個網路資訊爆炸的社會，很多資訊似是而非，全然仰賴這些來路不明甚至帶有惡意的藥物資訊，無非是把自己推向危險深淵，而黃旭山教授這本書詳細分析並說明各種藥物和身體健康的關係，同時提出因應對策，將是你我迎向健康人生的最佳指引。

為生病藥不藥的藥物關係學而寫

這本書在過去幾年一直在我心底苦思醞釀，尤其新冠疫情蔓延全世界後，藥物的重要攸關你我的健康甚至生命。

在編輯會議中，我們創想了「藥物關係學」一詞。因為在生活中常提到人際關係，學術也衍生出人際關係學，泛指人際關係與其他事物一樣，有其獨特性及方式與規律，並依眼、耳、鼻、舌、身的概念編寫。如果把藥物（西藥、中藥）、食物（食療）、營養食品、健康食品、植物藥（草藥醫學）與身體五臟六腑各臟器間的關係來做類比，加上西醫及中醫（君臣佐使）不同理論基礎，再加上藥物本身的理化特性、pka、溶解度、對應各器官部位之 pH 值、藥物動力學、藥效學、活化劑藥物、拮抗劑藥物、劑型、給藥途徑、多重用藥、藥食同源等，都可能影響生體可用率及藥效，如此複雜的藥物理化特性與醫學生理關係，因而衍生出藥物關係學的概念。

雖然見仁見智，但人一生的生老病死都會用藥。所以只想提醒所有用藥人及給藥人，要非常注意藥物與身體的所有關係。因此，本書所有的論述對象，就並非只是單純藥物，而是藥物、食物、營養食品、健康食品、中草藥與人體、五臟六腑臟器、疾病的複雜關係。而當今的醫療挑戰，也是如何善用這百年一疫的非常時刻，來解決不只是新冠瘟疫的立即需求，也是面臨全球老齡化趨勢，人口結構改變，人們對

健康長壽醫療有更高需求，更要正視藥物的多重藥理及正確用藥問題，以達到真正藥到病除的理想境界。

花了一年多的時間，慎重地把這本書寫好。從章節安排到字字珠璣的一字一標點，到每篇論文的引用，都是延續過去多年投稿及出版 SCI 科學論文的精神與學術倫理來撰寫。當然在寫作過程中，也曾思考這本書是否會引起讀者迴響，但忠於科學的陳述，仍是本書原則，雖不能要求任何客觀評論，仍像一位未成名前的書法家或畫家，賞書畫人，由於主客觀意念不同，可能欣賞也可能批判。但藥海無涯有如學海無涯，我們面對的挑戰是希望用藥人認識藥物的複雜關係，並以正確態度來解決醫藥的裂縫與知識鴻溝（knowledge gap），因為這就是藥物關係學產生的根源。正如邱吉爾曾說：「要保持健康的身體，除了節食、安靜這兩位醫生外，還有一位就是快樂」。我們要如何面對知識鴻溝，看見藥物在不同地方的不同姿態，可能決定我們將面對的藥物關係學有多麼複雜，雖然治療的最高境界是不用藥，但現實社會裡的正確用藥才是我們先要追求的首要目標。

現今網路時代比以往任何時代，有更多機會獲得藥物資訊來照顧自己。但網路資訊多如鴻毛是非難辨，如何判斷對錯或似是而非言論也是非常重要。因此我仍衷心期盼所有人了解藥物關係，就像處理人際關係，好好學會檢視自己或家人服用的藥物，增進藥學與醫學的知識，追求長壽、富貴、康寧、好德、善終的五福臨門，才能更健康地在邁入老齡化社會過程中追求更健康長壽的人生。

目 錄・CONTENT

第一章・29

藥是解藥還是毒藥：
藥動學與藥效學理論

第二章 · 59

是藥三分毒：治病也可能致病

第十一章・153

藥物關係學：肝臟
幾乎沒有一種藥不傷肝

第十四章・207

藥物關係學：陰道
女性私密處用藥解析

藥物關係學：皮膚 最常受藥物不良反應影響

藥是解藥還是毒藥：
藥動學與藥效學理論[1-10]

第一節 藥物體內運動 環環相扣藥物動力學

　　許多人從小到大吃一輩子藥，可能不甚明瞭藥物進入體內後之何去何從？

　　生老病死過程中，人的一生都無可避免吃藥打針。所以本書將帶領讀者明瞭藥物的基本理論，探索藥物在體內運轉的複雜過程，藥物究竟要如何到達疼痛之處？如何減緩不舒服症狀？如何在預期作用的地方發揮效力？這其中的過

程如同藥物在經歷一趟奇幻旅程，實際上是非常複雜、難以預測的。例如，當服用治療頭痛或身體疼痛的阿司匹林（aspirin），或非類固醇抗發炎藥（NSAID）類，如乙醯胺酚（acetaminophen、如普拿疼）止痛藥時，如何知道藥物會到達頭部或疼痛處止痛？如何傳遞到頭部或身體疼痛的部位？會不會傷身等許許多多的問題？都是藥物蘊含的秘密，在本書中，我們將一一為您解答。

答案，其實沒想像中的簡單。首先，藥物要先經過吸收的過程，藥物分子才會經過身體的運輸循環，透過吸收分佈後，才會到達全身。精確地說，藥物分子不能通過身體運輸自己，也無法控制最終到達的位置。所以，藥物科學家嘗試對藥物分子進行化學修飾，希望控制藥物能與要去的細胞組織或受體結合，而與不需要的受體結合較弱，因此，發明不同的藥物劑型，而標靶藥物就是其中一類最知名的藥物。

需注意的是，藥品錠劑或膠囊，除了包含活性有效成分外，還包含其他非活性成分。如增強穩定性、吸附性、風味、色素、黏合劑、潤滑劑、矯味劑和其他幫助藥物作用的賦形劑等，各種劑型之設計、原料、製造及試驗都是為了確保品質。另一個有趣的例子，是腸溶衣包覆固體藥物，係利用控制釋放之材料技術，來延遲藥物在胃中釋放，使其在小腸中釋放，其目的是防止有效成分被胃酸破壞、避免造成胃不適或產生不良氣味或打嗝、保護必須在腸道作用的成分進入腸道才吸收。

一般而言，錠劑內也含有崩散劑。它能幫助藥物所含

的活性成分在胃腸中崩散或溶離成細小顆粒，易於穿透黏膜進入血流，到達作用部位產生藥效。最常用的就是乾澱粉（starch，如玉米澱粉或馬鈴薯澱粉）、羧甲基澱粉鈉（carboxymethyl starch sodium、CMS-Na）、低取代纖維素等。為了要理解不同藥物的藥理作用與毒副作用的過程，本書將探討藥物從進入人體，到達器官組織的所有可能過程及注意事項。

第二節 藥物如何被吸收產生藥物反應 [11]

口服藥物要用水來吞服，通過食道到胃部，一旦進入胃部，藥物就會溶解在胃酸中，然後才進入小腸。

藥物要在胃腸中先溶解，活性分子才能被吸收到血液。一旦進入血液，藥物分子才可經由血液的全身循環，進入不同的器官或組織。此外，還需透過與細胞上特定的受體結合，才能發揮藥理作用影響身體功能。如果藥物被設計成靶向特定接受體時，產生所需要的效果後，也無法阻止其繼續在血液中循環，且可能與非靶向靶點結合，導致其他藥物不良作用或副作用，但在血液中循環的藥物分子，也會隨時間而逐漸降解，最終排出體外。

例如，吃蘆筍後尿液可能會產生獨特的氣味，這是因腎臟清除蘆筍的蘆筍酸所致。同理，當服用綜合維他命時，常

因藥錠內含維生素 B_2 的核黃素（riboflavin），代謝排除而導致尿液變成亮黃色。藥物會因藥物的物化性質出現不同作用，並非所有藥物都會完全被身體吸收，有些藥物也可能沒被吸收，而從糞便中排出。

第三節 吃藥如同喝酒 酒是古老麻醉藥 [12-15]

酒精的化學式就是乙醇，在藥理學上屬鎮靜劑且溫和的麻醉藥，醫療上也因 70~75% 的酒精最具殺菌功效而作為消毒劑。

據傳三國時代的名醫華佗讓病人用酒吞服麻沸散，待病人失去知覺後進行手術。三國演義曾描述，關公在樊城被毒箭射傷右臂，神醫華佗用刀刮骨療毒，關公卻能與人喝酒下棋談笑風聲。姑且不論其歷史真偽，但古今中外的戰爭，早已證明酒精是術前、術後止痛、麻醉的重要成分，當然也有殺菌作用。乙醇是一種既有親水性，又有親脂性的小分子物質，小部分可從胃吸收，小腸吸收約 95%，並可分佈在身體組織而讓喝酒後有酒味或酒氣。

酒精被身體吸收後經循環到達肝臟，經酒精脫氫酶（alcohol dehydrogenase）代謝，將乙醇分解成乙醛，乙醛毒性高於乙醇，是造成宿醉的主因之一。且乙醛具致癌性，與腫瘤發生有關，然後再經乙醛去氫酶（acetaldehyde dehydrogenase）分解成乙酸，其他約 2~5% 以酒精原型通過尿液、汗液或呼吸排出，這就是為什麼酒測可從呼氣跟尿液測得酒精含量。

人體吸收酒精平均 6~8 小時才能代謝掉。酒精代謝也是複雜過程，與吸收、分佈和排泄的個別差異很大，且酒精吸收率取決以下幾個因素影響，例如年齡、種族、遺傳、體型、體重、性別、酒精濃度、進食種類、空腹飲酒、距離上次喝酒時間、健康狀況、是否服用藥物、營養和胃腸代謝等。因此，從喝酒、酒醉到酒精性肝炎也可比擬一個藥物吸收、代謝或致病的過程，每個人酒量及喝酒後的反應程度也大不相同。因此，酒喝多了，除肝臟受損外，酒精通常也可能導致脂肪肝、酒精性肝炎、神經系統、心臟、肌肉甚至肝膽胰臟疾病，也可能提高消化道和呼吸道腫瘤的發病率。

有趣的是，人體為保護大腦不受外來物質影響或損失功能，血管和腦之間有一個非常重要的血腦屏障（blood-brain barrier、BBB）。此屏障不隨意讓藥物或任何物質輕易通過進入大腦，所以多數藥物因分子結構較大，無法進入腦部。但乙醇分子量很小，能輕易穿過血腦屏障進入大腦，影響中樞神經而引起酒後的症狀甚至酒醉。一般人以為喝酒會興奮而認為酒是興奮劑，事實上，喝酒只要超過一定量及濃度，酒就反變成中樞神經抑制劑，而阻斷神經元傳導，使人失去自制能力。有趣的是，酒精能增加高密度脂蛋白，血管擴張而使血液不易凝固，減少心臟病發作和中風風險，所以少量飲酒可能有健康益處。雖然大腦接收約六分之一的心臟輸出血

量，但由於大腦的滲透特性，使藥物的滲透受到限制。雖然一些脂溶性藥物（如 thiopental）很容易進入大腦，但極性藥物卻不能，原因就是血腦屏障產生的阻隔作用，但隨年齡的增長，血腦屏障可能會變得不那麼有效。

第四節 藥到不一定病除 有時可能傷身 [16,17]

藥物的治療和毒性作用源於藥物與患者體內分子的相互作用。多數藥物是透過改變分子的生化或生物物理活性方式來與特定大分子結合而起作用，這個想法就發現了接受體（receptors、受體）的理論。

藥物在研發設計時，就會針對特定的受體來設計，期望藥物可透過與細胞表面受體或細胞酶相互作用而產生藥理作用。而受體與酶分子是具有特定的立體結構，僅允許精確的分子結構與其結合，形成像鎖和鑰匙般的緊密接合。此受體的概念也成為研究藥物作用及其作用機制及藥效學的焦點，並擴展到藥理學、內分泌學、免疫學和分子生物學等，證明對生物調節及藥理方面非常重要。許多藥物受體也被分離和詳細研究，從而能精確理解藥物作用的藥物分子基礎理論。雖然，藥物動力學也是相當複雜，但如能理解藥物與接受體、活化劑和拮抗劑之間的關係，就容易清楚釐清其交互關係的作用。

接受體是存在於人體細胞表面的蛋白質分子。可從細胞外接收信號或化學信息，此信息也可能來自於激素、神經傳遞物質或藥物分子等。而配體是體內的大分子，能與細胞上的受體結合並引起細胞反應，有時也會引起其他細胞的反應。想像一下，配體就像是鑰匙，受體像是鎖，正確的鑰匙要插入相對應的鎖才能開鎖，除此之外，鑰匙與鎖還必須相融合才能發生藥理作用。

無論是服用醫師開的處方藥或在藥局櫃檯買的非處方藥（OTC），都可能認為藥物的作用是理所當然，並期望藥物會發揮應有的作用。但是你有沒有想過：降壓藥是如何降低血壓？或抗憂鬱藥如何讓你心情變好？要回答這個問題就要討論什麼是活化劑和拮抗劑？這在藥理學中指的是在功能和藥效上相反的藥物。區別在於活化劑可透過與細胞上的受體結合而產生作用；拮抗劑則藉由阻斷與受體作用而失去藥效。換句話說，活化劑打開受體而作用，而拮抗劑關閉受體而阻斷作用，兩者是完全相反的藥理作用原理。

活化劑藥物（agonist drug、也稱致效劑、激動劑）：此類藥物能與受體結合並使受體活化，產生藥理作用，可能是天然也可能是人工化學合成。天然的多是荷爾蒙激素或神經傳遞物質；化學合成則多被製成類似天然的藥物。這些藥物結構多含有能與特定受體結合的分子基團。例如大腦中的鴉片受體（opioid receptors），腦內啡（endorphins、內啡肽）就是鴉片受體的天然活化劑，它能與受體結合產生緩解疼痛的作用。醫學也證實，腦內啡是大腦內源性的神經傳導物

質，是大腦的天然止痛藥。當人體在運動時，就可能分泌腦內啡，讓人感覺愉悅、緩解疼痛、減輕壓力、改善情緒、幫助緩解壓力和焦慮、緩解抑鬱症狀、改善自我形象、有助於減肥等好處。神奇的是，它可以透過運動、鍛煉、進食、性愛、按摩和許多其他方式，增加產生此快樂荷爾蒙來增進幸福感。

嗎啡（morphine）、海洛因（heroin）及可待因（codeine），皆衍生自天然植物罌粟（Papaver somniferum）。嗎啡的結構相當複雜，由五個原子環連結而成，科學家一直努力研究分離活性成分，拆解核心結構分子，替換不同原子或添加支鏈，衍生出很多半天然合成藥物。最知名的就是海洛因，它其實就是由鴉片類天然生物鹼之嗎啡衍生而來。而嗎啡或海洛因都是鴉片受體的人工活化劑藥物，但可惜的是每一種鴉片類藥物沒有例外的都有成癮副作用。

另外一個值得注意的是可待因（codeine），因為有些非處方藥的咳嗽藥水可能含此成分。它也是一類鴉片類藥物，有止痛、止咳和止瀉作用，雖然在咳嗽藥水中含量很低，但要注意可待因進入人體後，約 10% 的吸收量會在體內代謝轉化成嗎啡，臨床上常因服用過量或被濫用，而造成身體的傷害甚至成癮。

另一個有趣的是血清素（serotonin、5-HT）。它是大腦中的天然神經傳遞物質，主要存於胃腸道、血小板、大腦和中樞神經系統中，是受體（5-HT2A）的天然活化劑，被認為是幸福和快樂感覺的快樂素。而合成成癮性迷幻藥 LSD

（俗稱一粒沙、搖腳丸、加州陽光、白色閃光、方糖等），就是一種化學致幻劑，它是模仿血清素的作用，針對大腦的受體來產生幻覺作用。

拮抗劑藥物（antagonists drugs、也稱阻斷劑 blocker）：這類藥物能與受體結合，並阻止活化劑產生效應的一類藥物，有化學親和性，但沒效能，因此抑制了活化劑對受體的作用。如再用鎖和鑰匙來類比，拮抗劑與細胞結合，使活化劑無法與受體結合而失效。例如海洛因是鴉片受體活化劑，如有人服用過量，鴉片受體拮抗劑的納洛酮（naloxone、narcan）就可逆轉，因它可透過阻斷或占據鴉片受體，阻止嗎啡或海洛因結合和激活，使瀕臨死亡的過量使用者，在接受治療後清醒。

根據 FDA 統計，截至 2020 年，已有超過 20,000 種處方藥獲准上市。處方藥雖可治療疾病，但如果濫用也可能造成傷害。非處方藥和處方藥在生活中無處不在，但真能治療所有疾病嗎？答案也並非想像如此單純。因此，了解藥物在身體內的作用是非常重要。目前多數藥物都是化學物，藥物以複雜機制發揮作用外，也可能干擾或消滅入侵之微生物、細菌、病毒，或破壞導致癌症的異常細胞，替代缺乏的激素或維生素，改變細胞在身體的狀態，形成一連串的奇妙變化及藥物的奇幻旅程。

第五節 成功的藥物治療取決於給藥途徑和劑量 [18]

　　與口服藥物相比，藥物以打針注入靜脈就是最直接的方式。2019 年起全球流行的新冠肺炎（COVID-19），都是注射 COVID-19 疫苗來預防感染。疫苗的簡單原理就是將病毒或細菌的抗原或遺傳物質打入人體，刺激免疫系統產生抗體，當接觸到新冠病毒病原體時，讓身體迅速產生免疫反應，降低感染及併發症甚至死亡。

　　新冠疫苗是屬肌肉注射給藥。注射後通常在 5～10 分鐘內即能吸收進入血液循環。雖然可能導致注射部位周圍之疼痛、發紅、腫脹或發炎，但副作用一般輕微持續數日。而肌肉注射之疫苗吸收是進行擴散作用，經微血管進入血液循環，極少會發生神經或血管受損，導致劇烈疼痛或癱瘓甚至嚴重不良反應。此外，肌肉注射也比皮下注射吸收快，這是因肌肉比皮下有更多血液供應及容納量。

　　從藥物設計來看，除常用的口服藥物外，給藥方式還可分為：靜脈注射（intravenous）、皮下注射（subcutaneous）、肌肉注射（intramuscular）、動脈注射（intra-arterial）、脊膜內腔注射（intrathecal）、和腹腔注射（intraperitoneal）等 6 種方式，每種給藥方式的藥物吸收率也都不同。當藥物以靜脈注射時，它的生體可用率（bioavailability）幾乎是 100%。但當藥物以口服時，就會因不完全吸收及首渡效應而下降，這是藥動學的重要參數，在評估非靜脈注射的藥物劑量時都需考量。此外，生體可用率也是衡量藥物或代謝物之活性成

分，進入身體循環到達作用部位的程度和速率，並取決於劑型特性、設計和製造等，因此，了解藥物劑型配方是否等效也是非常重要的。

此外，給藥途徑也分為局部和全身兩類。局部給藥是在所需作用部位用藥之簡單方式。但當藥物需全身吸收時，常需腸內和腸胃外兩途徑來給藥。腸內途徑涉及藥物通過胃腸道的吸收，包括：口服、舌下和直腸給藥。腸胃外途徑則指不涉及藥物通過胃腸道吸收的任何途徑，包括：注射途徑、吸入和經皮途徑等。給藥途徑的選擇也受下列因素影響，包括：方便性、病人狀態、期望值、患者配合度、藥物性質、年齡、胃酸鹼度、消化酶和首渡代謝影響等。因此，給藥途徑和藥物劑量對生體可用率的速率和程度都有相當程度的影響。

藥物如經注射後，會迅速在血液中全身循環，可避開胃酸及消化酶降解，讓藥效更能即時發揮。因胃無法區分食物或藥物，胃酸將一視同仁消化分解，所以一般僅在緊急或特殊狀況時，才會注射給藥，但如不慎劑量過高或給錯藥時，注射入的藥是無法像口服可催吐挽回的，可能造成嚴重後果甚至致命，因此須謹慎使用。而多數靜脈注射藥物是預防用藥或緊急用藥，例如：疫苗、生物製劑（biologics）或生物技術藥物（biotechnology drugs）等。比較特殊的是抗癌藥的單克隆抗體（monoclonal antibodies），它是一種能與腫瘤細胞結合，並能殺死腫瘤細胞的蛋白質藥物，因是大分子蛋白質藥物，必須使用靜脈注射才能發揮療效。此外，在嚴重

感染時，也只能通過輸注抗生素，才能達到較高濃度發揮藥效。而需高濃度劑量藥物時，也可將藥物直接塗抹或滴在病灶處，最常見的就是在皮疹上塗抹藥膏或直接在眼睛滴眼藥水等。

第六節 藥動學是研究藥物吸收分佈代謝排泄的科學 [19-23]

　　藥物代謝動力學（pharmacokinetics、PK、藥動學）是研究藥物在人體所發生的變化及其規律，此過程包括吸收（absorption）、分佈（distribution）、代謝（metabolism）、排泄（excretion），並運用數學原理解釋藥物在身體內的動態規律。

　　藥動學也可解釋使用某藥物後，身體如何吸收和擴散藥物，及在體內發生的化學變化，及藥物的效果和排泄方式。因此常受給藥方式和劑量影響吸收率。藥動學常與藥效學一起配合研究探討，後者則是研究藥物在體內的效果。由於每個人生理狀況都不同，任何藥物在不同患者中的表現也不同。影響因素包括：年齡、體重、性別和遺傳等內在因素。產生所需藥理反應所需的最低藥物血漿濃度，和在無毒性情況下，可耐受的最高藥物血漿濃度，每個患者也有不同反應。

　　此外，藥物的藥動學取決於與患者相關的因素及藥物本

身的化學特性。而一些與患者相關的因素（例如腎功能、基因、性別、年齡、肥胖、肝功能、脫水）也會影響藥動學參數。例如，有些藥物的半衰期，尤其是既需代謝又需排泄的藥物，在老年人中的半衰期可能非常長，例如治療失眠、焦慮的煩寧（valium、diazepam），隨年齡增長的生理變化會影響藥動學。如果經靜脈注射給藥，藥效約於 1~5 分鐘起作用，可維持至多一小時。口服的藥效會延遲約 40 分鐘才起作用，但作用時間大致與靜脈注射相同。

由於個體差異，給藥是必須考量每位患者實際需要及其身心健康狀態，雖然傳統上是根據醫師經驗調整劑量，直到達成治療目標，但如今醫藥環境今非昔比，藥物使用的不良反應甚至肝腎損傷也層出不窮，藥動學的知識將有助於醫師開立處方時能更準確、更快速地調整劑量，甚至也可應用藥動學原理來進行個體化藥物治療的藥物監測。

第七節 藥效學是研究藥物對身體作用的科學 [24]

藥效學（pharmacodynamics、PD）主要是研究藥物作用（action）、藥理效應（effects）、治療效果和不良反應。也是研究藥物對身體的生化、生理和分子作用，涉及受體結合、受體後效應和化學相互作用。

藥效學和藥動學是臨床藥理學中的兩大分支，而臨床藥

理學就是研究藥物與人體相互作用的學科。透過藥效學和藥動學來測量和描述身體的生理過程與藥物之化學成分間發生的複雜生化交互作用，尤其在新藥研發過程中是確定藥物安全和有效性的重要關鍵作用。因為這些分析是非常重要的，可幫助了解藥物在體內的藥理表現及身體對藥物的反應，研發人員也可利用分析數據來設計或修正臨床研究，未來臨床醫師也可依據臨床試驗分析報告來治療不同類型患者。舉美國為例，處方藥和非處方藥的安全性和有效性是政府、醫療專業人員和製藥公司的首要任務。食品和藥物管理局（FDA）在批准新藥物或決定是否應將藥物撤出市場，就會要求新藥之藥效學和藥動學研究分析數據，以確保其安全性與有效性。

　　藥效學和藥動學的主要區別在於，藥動學是藥物在體內的運動，即藥物進入、通過和離開身體的運動；而藥效學為人體對藥物的生物學反應，是指藥物如何發揮作用，也側重於受體結合、受體後效應和化學相互作用。換句話說，藥動學描述藥物的吸收、分佈、代謝和排泄（也稱 ADME）。而藥效學則是描述體內的生理過程如何對藥物做出反應或受到藥物的影響。簡言之，藥動學是研究身體對藥物的作用，而藥效學是研究藥物對身體的作用。

　　但藥效學仍會受用藥人身體之生理疾病變化、老齡化進程及是否有服用其他藥物所影響。這些疾病包括基因突變、甲狀腺毒症、營養不良、重症肌無力、帕金森病、胰島素阻抗、及糖尿病等。因為這些疾病可能改變身體之受體與藥物

之結合敏感性，尤其衰老容易改變受體結合或受體之反應敏感性，影響藥效學反應。對藥物而言，有助於解釋藥物劑量和生理反應的藥物作用，取決於藥物與其受體的結合，受體部位的藥物濃度也會影響藥物的作用。臨床上，醫師經過診斷開立處方時，除考量病歷之檢驗結果外，還需適當評估及診斷，考量藥效學和藥動學可能影響藥物之劑量、優劣和副作用等，才能確保藥物的療效。因此，正確用藥真是非常複雜的學問。

第八節 **特殊生理族群的藥動學** [25,26]

　　藥物劑量依據個體差異應有所不同考量。特別是老年人、妊娠期、哺乳期婦女、兒童等特殊族群而有差異，因為這些族群在生理、病理上有其特殊性，藥物在體內的藥動學和藥效學與一般正常成人可能不同，所以用藥時須特別謹慎。

　　與成人相比，兒科族群的生理差異會影響血漿或組織內的藥物濃度，針對嬰兒和兒童劑量應做適當的劑量調整。此外，兒少時期會發生許多生理變化，如從年齡來區分，就有早產兒、新生兒、嬰兒、幼兒、學齡前兒童、學齡兒童、青少年等，不同年齡各時期的藥物反應差異也不同，再加上嬰幼兒對血液取樣引起的疼痛感知限制，兒童的藥動學之臨床

試驗並不普遍，因此，兒科一直被認為是藥物治療的特殊人群，非常需要謹慎注意。

根據美國 FDA 和歐洲藥品管理局（EMA）的現行法規，已要求針對已批准用於成人藥物的兒科劑量建議制定策略，以維持對 18 歲以下兒童的療效和安全性。由於目前仍沒有適合所有年齡範圍的單一給藥計算方法，兒童劑量目前只透過年齡、體重或體表面積或依據這些數據從成人劑量比例計算，在某些情況下，是否仍需考量藥物的治療指數、毒性特徵、兒童的年齡和清除藥物的途徑等複雜因素。

成功開發兒科藥物的主要障礙之一，就是要規劃能夠為不同年齡層，提供安全有效劑量的研究。但劑量研究，需使用定量工具，再依據生理參數來預測兒科臨床試驗的藥動學參數，也需了解藥物的藥動學、藥效學之間的關係，以調劑適當的劑量。但這些因素在健康個體和患者群體間也不同，特別是腸胃生理功能的差異，也會影響藥物的藥動學數據，影響藥物治療效果。同理，老年人的免疫力變差，五臟六腑各臟器生理功能也較弱，對藥物的反應也不同，使藥物的治療劑量與中毒劑量間的安全範圍可能變小。

如從成人與兒童的體型測量和生理參數就可發現，包括體重、身高、體型、年齡、肝腎功能、器官體積、血流量、清除率過程、兒童的年齡依賴性、蛋白質結合率、兒童體內酶的活性與成人酶的活性 / 表面積（胃腸器官）、每個器官重量等。其他如：血漿清除率結合體重、肝 / 腎重量、肝 / 腎血流量的年齡變化的生理參數都有很大的差異。

如果再遵循系統藥理學方法，包括系統特定數據和藥物特定數據，再加上模擬的生理學、相關疾病或非疾病相關生理、腸胃生理的影響，即可將其整合到模型和預測的評估中。所以如要討論特殊人群，除兒童外，甚至還有老年人、肥胖、懷孕等族群，都要對其多重用藥、共病關係及病患本身肝腎功能等複雜臨床狀況做整體評估。因此，如要確保此特殊族群之正確用藥，並進行安全有效的藥物治療，並沒有想像中的單純及簡單。

第九節 **從藥動學看吸收 生體可用率決定藥效** [27]

　　藥物的吸收（absorption）取決於藥物的理化性質、劑型和給藥途徑。由藥物和其他成分組成的劑型（如片劑、膠囊劑、溶液劑）被配製為通過各種途徑（如口服、含服、舌下、直腸、腸胃外、局部、吸入）給藥。無論給藥途徑如何，藥物都必須溶解在溶液中才能被吸收。因此，固體形式（如錠劑）必須能崩散和分解。

　　要考慮口服給藥的吸收，須注意口服藥物首先要經過低 pH 值之胃強酸和大量胃腸道分泌物（包括可能降解的酶）而保存下來。但胜肽類或大分子藥物（如胰島素）就容易被降解而被破壞，所以無法口服。而口服藥物的吸收也涉及胃腸道上皮細胞膜的轉運，吸收也受胃腸道 pH 值、胃腸腔體

積表面積、血液灌注、膽汁和粘液、上皮細胞膜性質等因素影響。例如口腔粘膜上皮薄，血管豐富，有利於吸收，但接觸時間通常太短而無法充分吸收。

口服藥物接觸的第一個器官就是胃，雖然胃有相對大的上皮表面積，但其粘膜層厚、通過時間短而限制了藥物吸收。胃強酸的特性會影響藥物的配方和吸收，因為大部分之藥物吸收是在小腸，胃排空時間也是決定因素。尤其是高脂肪食物，會減慢胃排空而影響藥物吸收速度，這可解釋為什麼空腹服用某些藥物會加速吸收。

小腸在胃腸道中具有最大的藥物吸收表面積，小腸內膜也比胃內膜更易滲透。多數藥物主要在小腸中被吸收，吸收速度也比在胃快。十二指腸內之 pH 值為 4~5，且逐漸變得更鹼性，迴腸部 pH 值甚至接近 8。此外，胃腸道微生物菌群可能也會減少吸收，如果血流減少（例如休克時），也可能降低腸粘膜的濃度梯度而減少被動擴散的吸收。

臨床上為了醫囑順從性（adherence）考量，以便達到醫師與病患所希望的醫療結果，醫師應為 8 歲以下兒童開口服混懸劑、藥水或咀嚼片。因為在青少年和成人中，多數藥物仍是錠劑或膠囊之口服藥，主要還是方便、經濟、穩定和患者接受度。但固體藥物須在吸收前溶解，溶解速率因此決定了藥物吸收，而調整配方就可以改變溶解速率，從而控制整體吸收。

藥物吸收的過程包括：被動擴散（passive diffusion）、促進擴散（facilitated diffusion）、主動運輸（active transport）

和胞吞作用（endocytosis）等，且用生體可用率來量化吸收程度。許多藥物可能在到達足夠血漿濃度前就被代謝，無法產生實際作用。低生體可用率常見於水溶性差、吸收緩慢的的口服藥物。因為藥物不易溶解或不能穿透上皮膜，在腸胃道的吸收時間又不足，因此生體可用率就容易變低。此外，年齡、性別、體力活動、遺傳、壓力、疾病（如胃酸缺乏、吸收不良）或曾做過胃腸道手術也都可能影響。

沒有吸收，就不會發生後續分佈、代謝、排泄的變化。因此，藥物吸收的速度和程度，取決於藥物本身理化性質與生理因素。生體可用率決定了真正的藥效，影響生體可用率的因素包括：胃腸道的疾病狀況、胃酸的干擾或破壞、給藥途徑、藥物配方、化學性質、分子大小、電離程度、溶解度、轉運時間、溶解機制、酸鹼 pH 值、藥物與食物的相互作用與其他疾病狀態等。

當靜脈內注射給藥時，生體可用率可達 100%，因藥物活性成分可立即輸送到全身循環。但口服給藥時，經過人體吸收後，到達全身循環前，就可能在腸道或肝臟內被代謝，藥物吸收量因而減少，這就是所謂的首渡代謝效應。

只要不是靜脈注射，藥物的生體可用率一般都少於100%。不同的生理條件會使藥物進入體循環前的效益下降。每個因素會因人而異，甚至同一個人在不同時間也有所差異。根據藥物臨床研究發現，有些藥物劑量相同，藥效並不一定相同，因此，藥物含量不是決定療效的唯一標準。這就是為什麼醫師或藥師都一直提醒，處方藥是不建議自行給予

親朋好友服用，一定要經由臨床醫師診斷評估才行。因為，除藥物含量外，用藥還須考慮與吸收比率和吸收速率的有關複雜變數，劑型特性也會有影響，每種不同劑型的崩解速率和溶出速率也有很大差別。

第十節 從藥動學看分佈 適切藥物分配發揮藥效 [28-30]

藥物分佈（distribution）是指藥物進出血液和身體各組織（如脂肪、肌肉和腦組織）的運動及藥物在組織中的相對比例。

藥物一旦被吸收，到血流後會迅速在體內循環。而血液在體內平均循環時間為 1 分鐘，藥物隨血液循環，從血流再進入身體組織。但多數藥物不會均勻分佈到全身，如屬水溶性藥之阿替洛爾（atenolol），它是治療高血壓、狹心症的藥物，會留在血液和細胞周圍的液體中；反觀脂溶性藥之氯拉西酯（clorazepate），它是抗焦慮藥，就容易堆集在脂肪組織中；而有些藥物就主要集中在身體的一部分，例如碘主要集中在甲狀腺，因甲狀腺組織對碘具特殊親和力和保留能力。

藥物以不同的速度穿透不同的組織，取決於藥物本身穿透細胞膜能力。例如，抗生素利福平（rifampin）是高脂溶性藥物，可迅速進入大腦；但抗生素青黴素（penicillin）是水溶性藥物，則無法通過血腦屏障進入腦部。一般來說，脂

溶性藥物比水溶性藥物能更快地穿過細胞膜。對於某些藥物而言，此運輸機制將有助於進入或排出組織。但有些藥物離開血液是非常緩慢的，因為它們會與血液中蛋白質結合。有些藥物則會很快離開血流進入其他組織，因為它們與血液蛋白結合不緊密。幾乎所有藥物分子都可能與血液蛋白結合，而此結合蛋白通常沒有活性。但隨著未結合的藥物分佈到組織，並在血流中的濃度降低時，血液蛋白就會逐漸釋放與其結合的藥物。因此，血流中的結合藥物有時也可充當藥物的儲存庫。

有些藥物會在某些組織中積聚，例如治療心臟病的地高辛（digoxin）會在心臟和骨骼肌中積聚。這些組織也可視為額外的藥物儲存庫，會緩慢地將藥物釋放到血液中，以防止藥物的血液濃度迅速下降，而延長藥物的作用。有些能在脂肪組織積聚的藥物，離開組織的速度非常慢，以至於在停止服用藥物後，藥物仍會在血液中循環數天。藥物的分佈也可能因人而異。例如，肥胖者可能儲存大量脂溶性藥物，而非常瘦的人可能儲存相對較少。老年人，即使很瘦，也可能儲存大量脂溶性藥物，因為身體脂肪比例會隨年齡增長而增加，與體脂肪率有關。而體脂率是指體重的脂肪百分率，男性正常約 14~23%，而女性約 17~27%，年紀越大體脂率越高。因此，判斷是否肥胖是體脂肪而不是體重，如果體脂肪未降到標準值，復胖機率就很高。有些外表身形纖瘦不胖，但體脂肪率可能 30% 以上，在健康量表上仍屬肥胖；反之，很多喜歡運動但體重有些超重，但體脂率只有 20%，反而不

屬於肥胖。

在國人十大死因中，肥胖是導致慢性病的重要因子，所以還是必須非常謹慎。肥胖患者的藥物劑量是非常值得關注的問題，特別是對治療指數小的藥物。因為影響藥物組織分佈的因素是身體的水分與脂肪、局部血流及藥物對血漿蛋白和組織的親和力，肥胖者的體脂率大，腎功能清除率可能不佳，對治療指數小的藥物尤其該慎用，因此須根據藥物血中濃度進行藥物的劑量調整。此外，藥物分佈也受藥物本身和身體因素所影響。藥物因素：包括血液和組織結合蛋白、酸鹼 pH 值和灌注等；身體因素，包括身體水分含量、脂肪成分、疾病狀態（如燒燙傷）等。其他如重症病患，藥物分佈也會因生理、生化紊亂、蛋白質結合變化、體液變化、酸鹼 pH 值變化和血管器官灌注而發生變化。因此，藥物濃度監測是非常必要的策略。

第十一節 從藥動學看代謝 藥物在體內的化學變化 [31,32]

藥物會被身體代謝（metabolism）而改變化學結構。代謝產生的代謝物可能沒有活性，也可能與原來的藥在治療活性或毒性上相似或不同。

臨床上也有所謂的前體藥物（prodrugs），它是以非活性形式給藥，然後代謝成活性分子。這是利用身體代謝，將原

始藥物產生活性代謝物，用活性代謝分子產生所需的藥理治療效果。此代謝物可能被進一步代謝而不是從體內排出，隨後的代謝物才被排出體外。例如，成癮性麻醉藥物可待因（codeine），被去甲基化後形成更有效的嗎啡（morphine），而嗎啡具更強的鎮痛作用，就是將親脂性藥物轉化為親水性化合物加速從體內排出。

多數藥物須通過肝臟，肝臟是藥物代謝的主要器官。藥物一旦進入肝臟，酶就會將前藥轉化為活性代謝物或將活性藥物轉化為非活性分子。肝臟代謝藥物的主要機制是透過一組特定的細胞色素 P450（cytochrome P450、CYP），此酵素系統是負責許多藥物、致癌物、食品添加物、環境污染物的氧化代謝反應。對多種化合物的清除及激素的合成和分解都很重要。細胞色素 P-450 酶的濃度水平控制著許多藥物的代謝率，但酵素系統的代謝能力是有限，因此當藥物或代謝物的血液濃度高時，就可能超載而疲於奔命甚至失效，所以藥物濃度非常重要。

因為許多藥物和食物都會影響肝臟的細胞色素 P-450 酶。如果降低酵素系統分解藥物的能力，藥物的作用（包括副作用）就會增加；如果增加了酶分解藥物的能力，藥物的作用就會降低。由於代謝酶系統在出生時僅部分發育，新生兒難以代謝某些藥物，所以新生兒給藥是要非常小心。但隨年齡增長而老年化時，酵素系統的酶活性也會降低，因此老年人和新生兒一樣，不能像年輕人和兒童代謝藥物。因此，新生兒和老年人所需的劑量通常比正常成人少。

藥物代謝包括身體器官或酵素系統的酶對藥物進行分子結構降解。這些變化與藥物進入體內的藥效或毒性有關，因為藥物可通過氧化（oxidation）、還原（reduction）、水解（hydrolysis）、水合（hydration）、共軛（conjugation）、縮合（condensation）或異構化（isomerization）進行代謝，無論進行何種反應，目的就是讓藥物更容易排出體外。但藥物代謝率會因人而異，有些人代謝很快，以至無法達到治療有效的血中濃度；有些人代謝緩慢，即使正常劑量也可能產生毒副作用。因此，個體藥物代謝率是受遺傳、共存疾病（共病，特別是慢性肝病或晚期心力衰竭）和藥物相互作用所影響。

　　藥物代謝可分兩階段進行。第一階段（phase I）是非合成反應，將藥物分子形成新的官能基團，或利用氧化、還原、水解來裂解；第二階段（phase II）就是合成反應，涉及與體內內源性物質之結合，例如：葡萄醣醛酸（glucuronic acid）、硫酸鹽（sulfate）、甘氨酸（glycine）的結合，反應後所形成的代謝物極性更強，比第一階段非合成的代謝物，更容易被腎臟（利用尿液）和肝臟（利用膽汁）排泄。例如肝細胞中含活躍的葡萄糖醛酸酶，可催化藥物、毒藥和激素進行葡萄醣醛酸化，增加其在水中的溶解度，是肝臟生物轉化作用中最普遍的一種結合反應。但遺傳、年齡、疾病狀態都可能影響肝功能。尤其老年、嬰幼兒或肝功能不佳的族群，代謝藥物就變慢，而增加不耐受風險。尤其，新生兒或嬰幼兒的肝功能還不夠成熟，須特別考慮劑量。此外，藥物相互作用也可能透過酶抑制，導致藥物代謝減少，透過酶的

誘導也可能導致藥物代謝增加。

第十二節 從藥動學看排除 排除是將藥物從體內清除 [33,34]

所有藥物最終都會從體內排除（elimination）。藥物可能在代謝後化學結構分子改變後被消除，也可能被完整地消除。多數藥物，特別是水溶性藥物及其代謝物，主要通過腎臟的尿液排除。因此，藥物劑量是要考慮腎功能，而有些藥物透過膽汁排泄而排除。

排除（elimination）和排泄（excretion）的區別是：排除是將人體不需要的物質排出體外，例如糞便通過肛門將未消化物質排出體外。而藥物的排除，是指從體內清除藥物，無論是未改變的形式還是修飾後的代謝物，腎臟是主要排除途徑。此外，皮膚、肝臟、肺和腺體結構，包括唾液腺和淚腺，也是排除藥物的途徑。因此，藥物的排除途徑是尿液、淚液、汗液、唾液、呼吸、乳汁、膽汁和糞便。

排泄是代謝廢物排出體外的主要途徑。排泄的主要器官包括腎臟、肺和皮膚。尿液是排泄的主要介質，因體內會發生許多生化反應，產生二氧化碳、氨、鳥嘌呤、肌酸、尿素和尿酸等代謝廢物，如在體內積累是有害的。因此，肝臟和腎臟須將廢物清除到尿液和糞便中。消除和排泄是從體內清除廢物的兩個過程，都參與將藥物排出體外。排除是指通過

各種排泄物將廢物或異物排出或排泄的行為；而排泄是指代謝廢物從身體中排出的過程。排除是從體內去除不需要的物質，而排泄是排除的一種，排泄是清除代謝廢物。

許多疾病（如高血壓、糖尿病和反覆發作的腎臟感染）、接觸高濃度有毒化學物質及與年齡相關的變化都會損害腎功能。隨年齡的增長，腎功能會慢慢下降，如 85 歲老人的腎臟排毒效率約只有 35 歲人的一半左右，有時須根據腎功能程度來調整劑量，因腎功能受損的人也比腎功能正常的人須更低的藥物劑量。此外，肝功能不好，也可能須調整藥物劑量。有些藥物也會隨唾液、汗液、母乳排出體外，雖然以少量排出，但該藥物可能會影響母乳餵養的嬰兒。

排泄（excretion）是藥物最終如何從體內排出。一般而言，腎臟是排泄水溶性藥物或廢物的主要器官，而腸道、唾液、汗液、母乳和肺雖也有部分排泄功能，但只有少量，例如揮發性麻醉藥就可少量從肺呼出。當然，也有許多因素會影響藥物排泄，例如腎功能不全，可能延長藥物半衰期，建議注意劑量；此外，年齡也可能導致不同排泄速率而影響劑量；其他影響腎血流的疾病，例如充血性心衰竭和肝病，都會因降低藥物的排泄效率而須調整劑量等。

雖然，腎臟的藥物排泄隨健康狀況而變化。如危重症患或腎衰竭病人，腎臟之藥物排泄就會變少，但年輕且腎功能完整的危重症患，只要增加腎臟清除率即可增加腎臟之藥物排泄。另一個有趣的的是尿液酸鹼 pH 值，如在 4.5~8.0 時，可能會影響藥物的重吸收和排泄，因尿液 pH 值可決定藥物

弱酸或弱鹼的解離狀態，如將尿液酸化，會增加腎臟之重吸收，減少弱酸藥物之排泄；反之，則減少弱鹼的重吸收。尿液鹼化則有相反的效果，在某些服藥過量的情況下，這可應用於增強弱鹼或酸的排泄；例如，尿液被鹼化可增強阿司匹林的排泄。

第十三節 影響藥物吸收及代謝的因素多變複雜

影響藥物吸收的因素，包括藥物本身的物化特性和劑量。這些變化也會受藥物溶解度、酸度係數（pK_a）和人體各器官位置之酸鹼 pH 值而影響。此外，還要考慮藥物顆粒度大小、表面積、溶出速率和劑型等。

在此特別討論酸度係數（pK_a）值。這是酸解離常數，是藥物解離氫離子能力，pK_a 值越大酸性越弱，pK_a 值越小酸性越強。多數藥物可當做弱酸或弱鹼，在溶液中會以離子化或非離子化形式出現。如藥物是離子化時，較親水性，但無法穿過細胞膜；反之，如藥物是非離子化時，較親脂性，反而容易穿透細胞膜。此外，弱酸性藥物容易在胃酸 pH 值低環境被吸收；而弱鹼性藥物就較容易在小腸，較高 pH 值的環境中被吸收。

整體來說，藥物的療效、毒性和半衰期是取決於人體代謝率。有許多因素會影響藥物代謝率，最常討論就是生理因

素和病理因素。生理因素包括年齡、性別、個體差異、遺傳、腸肝循環、腸道菌群和營養狀況等，如新生兒和老年人的藥物代謝率較慢。病理因素包括肝病中的肝細胞狀態、心衰竭或休克狀態下的肝血流量減少及腎病等。

　　雖然影響藥物代謝的因素很複雜，另一重要因素可從藥物理化性質、化學因素、生物因素、生理因素及時間因素來討論。藥物理化性質包括藥物分子大小、形狀、pK$_a$、酸度 / 鹼度、親脂性、電子特性、藥物立體化學性質等；化學因素包括藥物代謝酶的誘導、抑制藥物代謝酶、環境化學品等；生物因素包括物種差異、應變差異、性別差異、年齡、飲食等；生理因素包括：懷孕、荷爾蒙失調、疾病狀態、時間因素、晝夜或季節等。

　　另一個影響藥物吸收的重要因素，是用藥的心理因素及身體狀態。這包括用藥人年齡、胃排空時間、腸道轉運時間、疾病或身心狀態、吸收部位血流、代謝功能和胃腸功能等。任何人都會隨年齡增長，造成身心變化而影響藥物吸收，例如老年人或重病患者，可能因胃腸道血流量變少，導致藥物吸收減少。此外，還有藥物依賴性及藥物成癮性的問題，依賴性又可分為心理依賴與生理依賴，當生理依賴出現戒斷症狀時，同時也伴隨心理用藥的欲望；心理依賴也稱精神依賴，有時被認為是成癮症狀的一部分，所以用藥的問題真的很複雜。

第十四節 原廠藥與學名藥 生體可用率與等效性應用 [18,29]

生體可用率（bioavailability）是指活性藥物或代謝物進入身體循環而發生藥理作用的程度和速率。

生體可用率取決於劑型特性，而此特性取決於其設計和製造，因此，了解藥物配方是否等效非常重要。化學等效性（chemical equivalence），是指藥品含有相同數量的相同活性化合物並符合現行官方標準，但藥品中的非活性成分可能不同。治療等效性（therapeutic equivalence），是指當以相同劑量給予同一患者時，藥品在血漿和組織中產生相同的濃度，具有相同的治療效果和副作用。但仍有些藥品雖有治療等效性但生體可用率卻不同，例如使用某製劑穩定的患者，當給予非等效替代品時，會在長期治療後，發現治療不等效，反而出現副作用較多及療效較少。在研究生體可用率時，又衍生出評估新藥、仿製藥、學名藥的生物等效性（生體等效性、bioequivalence、BE），是指藥物以相同劑量給同一患者時，會導致血漿和組織中的藥物濃度相等。

造成生體可用率低的原因，是因口服藥物須通過腸壁，然後經門脈循環到達肝臟。因此，許多藥物可能在達到足夠的血漿濃度前就被代謝，最常見於水溶性差、吸收緩慢的口服劑型。此外，胃腸道吸收時間不足，也是常見原因。如果藥物不易溶解或不能穿透上皮膜，在吸收部位的時間就可能不足，也會造成生體可用率很低。此外，年齡、性別、體力活動、遺傳表型、壓力、疾病（如胃酸缺乏、吸收不良）或

胃腸道手術（如減肥手術）也會影響。

　　面對人口結構改變，高齡社會中的長期治療慢性病已非常普遍。一般而言，藥物專利期過後，若藥廠符合 PIC/S GMP 製藥標準即可生產相同劑型、主成分、劑量、療效的學名藥，經主管機關食品藥物管理署審核認證，通過 BA/BE 試驗，確保藥品身體吸收率及療效與原廠藥一致，即可進入藥品銷售市場。換言之，健保用藥、處方藥或非處方藥，學名藥取代原廠藥已是常態，但有時也會出現治療不等效的問題，就不足為奇了。

第二章

是藥三分毒：
治病也可能致病[35-41]

　　美國國家衛生院（NIH）將藥物（pharmaceutical drug、medicinal drug、medication）定義為：用於預防、診斷、治療或緩解疾病或異常狀況症狀的任何物質（食物除外）。藥物還會影響大腦和身體其他部位的工作方式，並導致情緒、意識、思想、感覺或行為發生變化。某些類型藥物，如鴉片類藥物，可能會被濫用或導致成癮。

　　藥品分類則有：按來源可分：天然藥物（植物藥、動物藥、礦物藥）、生物製劑、抗生素、化學合成、基因工程藥

物；按劑型可分：散劑、錠劑、液劑、軟膏劑及注射劑等；按藥效可分：中樞神經系統用藥、循環系統用藥、呼吸器官用藥、新陳代謝用藥、診斷用藥、外用藥等。而按藥物作用方式可分：興奮作用、抑制作用、潤滑作用、滲透作用、替換作用及抗感染作用等。

　　台灣的藥品分級制度是依照使用風險性高低分成三級：分別是處方藥、指示藥、成藥。處方藥：須由醫師診斷、需醫師處方後方可使用，使用風險性相對較高，須經醫師診斷及處方，才能由藥師調劑供應。例如高血壓藥、糖尿病藥與抗生素等。指示藥：藥性溫和，不需醫師處方，但須由醫師、藥師指示使用，使用風險性較處方藥低，不需醫師處方，但須有醫師或藥師依症狀評估及指示後才可購買。例如多數胃腸用藥與綜合感冒藥等。成藥：藥性弱，作用緩和，可自行購買使用，使用風險性較指示藥低，藥理作用緩和，不需醫藥專業人員指示，但使用前需審閱藥品說明書與標示，有甲類成藥及乙類成藥。

第一節 是藥三分毒與正確用藥觀念 [42,43]

　　是藥三分毒，原文出自明代醫家劉純之《藥治通法補遺》。而《黃帝內經》也把中草藥分為大毒、常毒、小毒、無毒四類。

人吃五穀雜糧難免生病，生病看診後，醫師檢查又開了藥，吃還是不吃？吃了之後已無症狀，還沒吃完的藥要繼續吃嗎？答案因人而異，但無論如何對症下藥，正確用藥的態度始終是不變的真理。隨著醫藥進步，生活水平提高，人類的平均壽命也大幅提高，從疾病發展趨勢看，有些疾病發病年齡提前，有些疾病病情變重，更多人處於亞健康狀態（sub-healthy）。

　　亞健康是慢性疲勞症候群或第三狀態，是介於健康與疾病的一種過渡狀態。世衛組織認為：健康是身體、精神和社會適應上的完美狀態，而不只是身體無病。根據調查，全球真正健康者只佔 5%，被診斷患病者不足 20%，超過 75% 人群是處於健康和疾病間的亞健康狀態。如果曾自覺不舒服，活力降低，感覺身體功能減退，但身體檢查又無病？此狀態可能就可歸類為亞健康族群，如處理得宜，身體可朝向健康邁進，反之則可能出現疾病狀態。

　　世上沒有十全十美的食物與藥物。是藥三分毒，如用現代藥學理論來解釋，其實毒就是指藥物的毒副作用和不良反應。因為藥物如同雙面刃，有正面的藥理作用，當然也有反面的毒副作用或不良反應，所以，凡藥皆毒，只是副作用多寡而已，藥物既能治病也能致病，正確用藥的觀念絕不可少。此外，每個用藥人的體態、體質、胖瘦差異，身心狀態、病況輕重和肝、腎功能都不同，所以其療效與發生不良反應的程度也可能有完全不同的狀況產生。

　　近年來，隨醫療保健科技的進步，精準醫療十分盛行。

個人化醫療和精準用藥對醫病也具有積極意義，正確用藥與精準劑量結合人工智慧與大數據分析，都是以優化治療為終極目標，期待藥物發揮預期作用，減少用藥錯誤，提高用藥品質，來實現個體化之精準用藥，這也是減少藥物不良事件的未來趨勢。

毒理學之父德裔瑞士醫生帕拉塞爾蘇斯（Paracelsus），首創將醫學跟鍊金術結合之化學藥理，奠定醫療化學的基礎。在 16 世紀就闡述毒理學（toxicology）概念，當時對藥物的描述是，所有物質都是毒藥，沒有一種不是毒藥，只有劑量才能使藥物成為毒藥，正確的劑量才是毒與藥的區別。如以當今科學之藥理學似乎也能理解，為何確切的劑量、副作用、強度及患者可使用特定藥物之多長時間、以發揮最大有益效果是非常重要的，同時也須考量減少相關的毒性。

第二節 老祖先的智慧：中西用藥理論殊途同歸

相傳起源於西元前二千八百餘年的神農時代，曠世巨作《神農本草經》收載了種類繁多的藥物，可說是最早的中醫藥學專書，二千多年前就根據藥材的毒性，將中醫藥分為上中下三品。上品藥是養生藥，無毒，多吃、久食不傷身，常服對身體有益。中品藥多為無毒或微毒，無毒有毒，兼具養生和治療功效，斟酌其宜。下品藥是輔助藥，多毒，通常用

於治療特定疾病，不宜久服。

巧合的是在 16 世紀，中國也出現了李時珍的《本草綱目》。被譽為東方醫藥巨典，也是人類圖書歷史中，首創按藥物自然屬性，逐級分類編纂的綱目體系，對世界醫藥學、植物學、動物學、礦物學、化學的發展產生了深遠影響。此書總結十六世紀以前中國的藥物學，糾正以往本草書中錯誤的地方，也打破了本草學沿用的上中下三品分類法，系統記述各種藥物知識，並批判服食水銀、雄黃可成仙的謠傳，糾正一些反科學說法，對各族群的傳統民俗和發明也有收集介紹。以現今科學角度而言，這本以綱舉目，組織科學體系，而著成之本草綱目，以實事求是、鍥而不捨的研究精神，觀察實驗、綜合分析等科學方法，成就了中國醫藥學史的偉大著作。

雖然中醫、西醫的治病思維不盡相同，但許多用藥理論，卻有異曲同工與殊途同歸之妙。所以，千萬不能有中藥是植物藥，藥性溫和，不傷身的想法，如果不懂藥性與自身體質，濫用藥物、重複用藥或中西藥併用，都可能潛藏很多因藥物所造成的毒副作用或不良反應而不自知。

第三節 藥食同源：空腹食之為食；患病食之為藥 [44]

藥食同源是華人社會長久存在的養生飲食文化與膳食習

慣，華人常將部分中藥材作為藥膳、食品原料或調味用品，融合於日常生活中。

藥食同源最早源自《黃帝內經太素》所述：用之充饑謂之食，以其療病謂之藥。藥來源於食，意即中藥與食物在自然界有相同的起源，許多食物既是食物也是藥物，空腹食之為食物，患病食之為藥物，食物和藥物一樣能防治疾病，但有部分食物，既有治病作用也能當作飲食，即為藥食兩用。所以認為食品與藥品也能互相轉換，都能透過個人體質的調配與攝取，達到養生保健，防治疾病的目的。

藥物與食物的消化、吸收、代謝、排泄幾乎也走同樣路徑，因此也採類似理論探討。只要使用中藥材藥物就有風險，除了是藥三分毒的理論外，藥物能治病亦能傷人，中藥材也是如此，作為食品添加或藥膳使用時，應有正確觀念以保障其使用安全。食療不僅能養生保健，也能輔助治療，因此透過精準膳食來使用保健食品和特殊營養食品，也是藥食同源的正確態度。

此外，本草綱目也有收錄：穀、菜、果、介、禽等食材約 300 多種，又從藥食同源衍生出藥膳食療學、中國烹飪營養學和中醫藥學相結合的博大精深之傳統飲食及食療文化。古代醫學家將中藥的四性、五味運用到食物中，認為食物也具有四性、五味，因此形成了四氣、五味、歸經為核心的學說。就是指食物與藥物都有四性：寒、熱、涼、溫；五味：酸、苦、甘、辛、鹹等之偏性，用以平衡人體之陰陽。此後又衍生出：寒者熱之、熱者寒之，用食物或藥物治病的基

理。當人體處在陰陽不平衡的疾病或亞健康狀態時，可藉由食療調整至健康的平衡狀態。

　　藥食同源一直是自然醫學及傳統中醫藥特色之一，很多食物對於中醫來說，不僅可補益臟腑，還可起到治療作用，比草藥還安全好用。許多中藥也屬食材，例如：紅棗、枸杞、龍眼、生薑、茴香、陳皮、蜂蜜、茶葉、當歸等溫和藥材。中醫食療也說：當歸補血活血、紅棗養血、枸杞子護目等。藥食同源的食物，正確且適量服用，絕對是有益身體，例如：山藥、百合、薏苡仁、胡蘿蔔、黑豆、綠豆、黑芝麻等。其他辛香調味料也可拿來入藥，例如：丁香、茴香、胡椒、花椒、九層塔、蔥、薑、蒜、韭菜等。

第四節 藥食同源：既是食物又是藥物的中藥 [45]

　　中藥有一定的治療藥效，正確用藥時，藥到病除，但用藥不當時，也易出現副作用甚至死亡。藥物因為作用強，所以不能常吃，但食物卻可能一日三餐的出現在生活中。日常飲食除提供必需營養成分外，還會因食物特性而影響身體陰陽平衡甚至生理功能，從日積月累，從量變到質變，因此須非常注意才能常保安康。在此特別提醒的是，長期使用不正確食物，最終還是會危害健康的，因此正確合理地調配飲食，還是有可能達到藥物所不能達到的效果。

常用既是食物又是藥物的中藥包括有：枸杞子、薑（生薑、乾薑）、蓮子、黑芝麻、黑胡椒、菊花、桑葉、桑葚、烏梅、橘皮、薄荷、麥芽、薏苡仁、紫蘇、紫蘇籽、丁香、八角、花椒、昆布、佛手、杏仁、肉桂、羅漢果、棗（大棗、黑棗、酸棗）、蜂蜜、茴香、小茴香、山藥、山楂、木瓜、甘草、白果、龍眼肉（桂圓）、決明子、茯苓、百合、玉竹、肉荳蔻、芡實、紅小豆、阿膠、金銀花、魚腥草、胖大海、桔梗、荷葉、淡竹葉、菊苣、黃芥子、槐米、槐花、酸棗仁、覆盆子、藿香等。

中藥多屬天然藥物，包括植物、動物和礦物等。而人類的食物，也多來源於自然界的動物、植物及部分礦物質，因此歷代本草文獻所載，具有保健作用的食物請參見附錄一。

第五節 藥物使用如同太極與無極的陰陽兩面

任何藥物處方均須綜觀全貌，全盤考量其作用、毒副作用、效用、禁忌及額外效益。就像太極陰陽圖之黑白兩面，都可能是對應的陰陽正反相互對照。

討論藥物的益處和毒性時，益處是希望藥到病除，藥物作用是指藥物與身體相互作用產生的反應，可能促進身體與體內環境的生理、生化功能之改變，也可能抑制入侵的病原體、細菌、微生物或病毒，協助身體提高抗病的能力，達到

預防或治療疾病的效果。

　　毒性，是指藥物的毒副作用或不良反應，人們經常忽略藥物背後的反作用、毒副作用及不良反應等負面的生理反應，其實是更需要被重視的。因為在特殊狀況下，藥是可能變成毒，例如用錯藥可能是毒，服藥時間不對可能是毒，發生交互作用可能是毒，發生副作用可能是毒，服用來路不明藥物可能是毒，多重或重複用藥可能是毒。藥即是毒，毒與藥只是一線之隔，取決於藥物在血漿中的濃度，每一個因子都會因不同病人而有所不同，甚至同一位病人於不同時間、不同狀態亦會有所不同。

第三章

藥物關係學：口服藥須知[2,46-55]

口服給藥歷史可能長達數千年，不論是病從口入或藥到病除，幾乎都是先從口腔進入，因此，任何藥物還是以口服為第一首選。

臨床上市售的小分子藥物，大約 60% 是口服藥。而口服製劑約佔所有使用藥物製劑的全球市場 90%，其中約 84%的暢銷藥品也是口服給藥。患者對口服製劑的藥物依從性（compliance）也高於注射、吸入或其他方式給藥。因口服藥物可針對胃腸道內的特定區域，用於局部治療病症，例如癌症、感染、發炎、腸病、胃、十二指腸潰瘍和胃食管逆流

等。儘管有很多優勢，但口服藥物仍面臨一些挑戰，主要還是藥物本身的物化性質，包括水溶性和膜滲透性等因素。

藥物的吸收可能會受到身體其他生化穩定性及生理障礙的限制，這些包括：酸鹼 pH 值、外排轉運蛋白和代謝酶等。有些藥物仍可能引起局部刺激、噁心或不適感，所以要探討口服藥物的吸收，還需檢視：胃腸道轉運機制、腸道轉運時間、胃腸道微環境、藥物在胃腸液中穩定性、藥物物化性質、胃腸道通透性、生物屏障、藥動學和藥效學等因子。因此，口服藥物，如片劑、膠囊劑、糖漿劑、溶液劑、混懸劑、散劑、乳劑等進入口中後，雖有些藥物會在口中溶解，但所有口服藥物都會被吞嚥，沿胃腸道的各器官內膜表面吸收後產生全身作用。

第一節 口服藥物的首渡代謝效應 [56-62]

口服藥物在胃腸道吸收後，首先進入肝門靜脈系統，部分藥物在通過腸黏膜和肝臟時，可能被代謝失去活性，從而使進入循環的藥量減少，藥效降低，這過程即為首渡效應（first pass effect）。此定義為活性藥物成分（API、active pharmaceutical ingredients）在到達全身循環前，所經歷的任何生物轉化。首渡效應越大，到達體循環的藥量越少。

根據美國 FDA 的生物藥劑學分類系統（BCS），影響口

服藥物吸收是藥物的水溶性和穿過腸膜的滲透性。溶解度也是影響口服藥物之生體可用率因素之一，口服藥物藥動學的決定因素，是取決於藥物進入體循環前透過腸壁吸收的速率，而 90% 的藥物主要在小腸吸收，因此，腸上皮就是最主要的限制步驟。因為在腸膜、粘液層、酶降解和沿著腸壁的外排轉運蛋白，對親水性藥物、高分子藥物和作為外排轉運蛋白的藥物都非常重要。

　　另一個重點是肝臟首渡代謝效應，它會降低藥物生體可用率。對效應高的藥物，只好避免口服以達預期效果，如牙科常用的局部麻醉藥利多卡因（lidocaine），就是繞過首渡效應，用局部注射達到麻醉止痛之起效快、作用強、較持久及安全範圍較大的優點。肝臟是藥物代謝的主要器官，肝臟酵素酶與藥物接觸就會開始反應，將藥物從喜歡脂肪（fat-loving）變為喜歡水（water-loving），如不進行此反應，藥物可能較長時間停留身體的脂肪組織。而藥物也有分水溶性及脂溶性兩類: 水溶性藥物能在水中溶解; 反之，脂溶性藥物是不溶於水而溶於脂肪。但多數藥物是脂溶性，無法在水及血液中溶解，如要靠腎臟之尿液排除藥物，就要讓藥物轉化為水溶性，而肝臟就有特殊轉化及解毒功能，但如經食物或飲水食入遭重金屬污染或環境污染的物質，無法把毒素排出體外而蓄積時，就可能影響肝功能甚至造成中毒而死亡。

　　首渡效應是一種現象，也是描述藥物在體內的特定位置被代謝，導致活性藥物在到達作用部位或體循環時降低濃度。雖然常與肝臟之藥物代謝有關，但也可能發生在肺部、

脈管系統、胃腸道和體內其他代謝活躍的組織中。

第二節 胃酸鹼 pH 值會影響藥物吸收及藥效 [64-67]

　　口服藥物在通過上皮細胞吸收前，必須溶解在胃腸道中。而胃腸道狀態會影響藥物吸收，食物種類和胃排空時間也會影響口服藥物的吸收。

　　口服藥物雖是最理想的給藥方式，但面臨的最大挑戰就是在經過胃酸消化後，能否提供有效劑量並發揮預期藥效？事實上，藥物在胃中降解後的效果就會變差，因此有些藥物是無法口服的，而口服藥物主要在小腸中吸收，然後才進入血液並傳遞到身體其他部位。為了讓藥物進入小腸，首先須通過胃的強酸環境，使藥物在被吸收前不會有太多的變化。

　　體內藥物是否能溶出，取決於胃腸道的生理條件。例如，酸鹼 pH 值、停留時間、管腔緩衝液、腸道蠕動、進食種類、禁食條件下的轉運和藥物特性等。口服藥物吸收的速率和程度也由藥物的物理化學性質、胃腸道生理因素和給藥製劑性質的複雜作用來決定。有利於胃吸收的藥物特性需要：小分子、弱酸性（pK_a 高於胃酸的 pH 值）、大劑量藥物等。胃吸收好的藥物有：解熱鎮痛消炎藥之阿斯匹林（aspirin）、除草劑之百草枯（巴拉刈、paraquat）、短效全身麻醉劑之硫噴妥酮（巴比妥酸鹽類藥物、thiopentone）、

治療因心臟衰竭、肝硬化或腎病變引起的水腫之速尿（frusemide）、抗凝血劑之華法林（warfarin）、抗驚厥藥物之苯妥英鈉（phenytoin）、乙醇（ethanol）、咖啡因（caffeine）、茶鹼（theophylline）等。

　　胃腸道 pH 值是影響口服藥物吸收和生體可用率的重要因素。因為這可能對藥物溶出度和溶解度、藥物釋放、藥物穩定性和腸道通透性有關。研究證明，胃腸道的不同區域也有不同的吸收特性，兒童和成人也不同，因此，與年齡相關的變化必須考量。有趣的是，嬰兒出生時，胃的 pH 值反而是接近中性的 pH 6~8，這可能是羊水造成，出生後幾小時內 pH 值下降至 2~3，但 24~72 小時後又會上升至中性 pH 值，然後才逐漸下降，最終達到與成人相似的酸性值。

　　很多人忽略了維持胃強酸的重要。胃液每天分泌 1~3 公升，但老化可能使唾液減少、胃酸減少、胃排空變慢、蠕動力變差、體積減小，造成胃酸鹼 pH 值上升，使鈣、鐵、維生素 B_{12} 吸收下降等。正常胃液胃酸（HCl、鹽酸）之酸鹼 pH 值約 0.8~3.5，有很強殺菌能力及消化蛋白質功能。胃酸鹼 pH 值的變化可能是以下幾個原因造成：1）疾病狀態、2）種族因素、3）年齡因素、4）不當使用抑制胃酸分泌或中和胃酸的藥物，此類藥物常用於降低胃酸以治療胃潰瘍等。

第三節 藥物在血中有結合及游離態分子 [68,69]

　　藥物分子一旦吸收進入血液循環後，依藥物物化性質可能發生以下結果，其一是與血漿中蛋白質和脂質結合（即血漿蛋白結合、plasma protein binding、PPB），其二是與組織中的蛋白質和脂質結合，其三是不結合而以游離態的藥物分子在血液和組織溶液中擴散。

　　在多數情況下，只有游離態之藥物分子（free drug molecules）與治療靶標接受體相互作用後才能產生療效。換句話說，要產生藥理作用，就須靠游離於血漿中的藥物分子。如藥物游離在血漿中濃度不足，就會影響藥理作用強度，太高又可能與毒副作用有關，尤其是強心劑、胺基配糖體類抗生素、抗癲癇藥等。當發揮藥效與產生副作用的血中濃度相當接近時，就須抽血做藥物血中濃度監測，安全範圍小的藥物，也可利用抽血檢測藥物濃度及其生化值，來推估病人的安全劑量。

　　值得注意的是，脂溶性高的藥物，在身體的血液循環時，易堆積在脂肪組織，可能延長藥物作用時間。因此，對老年病患須注意，如劑量未調整，就容易引起劑量不當發生中毒。研究也證實，胃腸道生理狀況和口服藥物吸收的變化，可能因胃腸道疾病（如腸胃炎、傳染病、腹瀉、便秘、癌症）或全身性疾病（如帕金森病、糖尿病、愛滋病毒、危重症等）而改變。

　　此外，除疾病相關因素外，非疾病相關因素也會影響

藥物吸收。例如：年齡、種族、性別、營養不良、飲食習慣等。其他因素還包括：兒童或危重症病人的生理學參考數據、疾病的嚴重程度、合併用藥的數目、疾病併發症或個體差異、其他特定患者而有所差異，例如：心血管疾病、肥胖、心衰竭、心肌梗塞、高脂血症、高血壓、慢性腎病、糖尿病、代謝疾病等患者。

第四節 **血腦屏障的重要 也阻礙腦部的藥物治療**[70,71]

　　血腦屏障（blood-brain barrier、BBB）是中樞神經系統（CNS）和血液循環間的保護界面，對控制藥物分子和細胞間運輸，維持中樞神經系統之穩定非常重要。

　　大腦是人體最重要器官，控制所有行為活動，更主導思考、感覺、語言等各種功能，也進化到保護其免受損害的最大程度。大腦的顱骨、腦膜和腦脊液可保護身體免受物理性損傷；另一個保護機制就是大腦血管與腦組織間的血腦屏障，它可阻擋血液中的致病病原體、毒素、病菌、異物、藥物的入侵，並保護中樞神經系統免受體循環中有毒物質的影響和侵害。

　　血腦屏障的緊密內皮細胞間隙，只允許小分子、脂溶性分子、一些氣體、和特定養分進入大腦，大分子物質幾乎無法通行。此外，也是中樞神經系統的重要免疫防線，阻礙在

血液中循環的微生物、細菌、真菌、病毒或寄生蟲進入中樞神經系統，目的是保護和調節大腦的微環境。因此治療腦癌或其他腦部疾病，就成為治療腦部疾病最艱鉅的挑戰，其他腦部神經退化疾病，如阿茲海默症（俗稱失智症、老年痴呆症）、巴金森氏症、或肌萎縮性脊髓側索硬化症（俗稱漸凍人）等疾病，也都受制於血腦屏障，無法有效使用藥物治療。

第五節 全世界都面對老年共病與多重用藥問題 [72-75]

    2010 年時台灣人平均壽命 79.18 歲，2020 年成長到 81.3 歲，而女性比男性更長壽多了 6.6 歲。預期壽命的增加讓全世界對長壽、健康、社會關懷和老年人政策規劃更加關注。

    目前大於 65 歲老年人佔全球人口的 20% 以上，預計到 2050 年將增長到 35%。而老年族群佔全球疾病總負擔約 23%，其中慢性病和非傳染性疾病的支出最高。隨年齡增長，慢性病數量和複雜性都會增加，由於高齡、多種疾病（共病）或多種藥物（polypharmacy）之治療，須考量衰老造成胃腸道生理狀態改變影響藥物吸收。其他影響藥物吸收的因素，還包括：胃腸道轉運、胃腸道液體體積和成分、膽汁分泌和腸道通透性等。特別注意的是，老年人群普遍也存在藥物和營養的問題，特別是老年人因口渴感減弱，使液體

攝入減少而影響藥物之吸收有關。衰老的主要疾病又常與心血管、呼吸系統、肌肉骨骼疾病、癌症、精神和神經系統疾病相關，使老年患者多有一種以上之慢性疾病。

柳葉刀醫學期刊 2019 年發表的文獻指出，癡呆症是2016 年的第五大死因，不僅涉及認知症狀，還涉及低生活品質，結合身體健康和藥物濫用等，因此，要特別考慮老年人群中普遍的多種疾病，特別是癡呆症及阿茲海默症患者。此外，高齡者常見疾病有高血壓、糖尿病、心律失常、心臟疾病、心衰竭、中風、慢性疾病、血脂異常、認知障礙、精神障礙、尿失禁、肌肉痙攣、過敏、腸蠕動、肺部疾病、骨質疏鬆症、和抑鬱症等，多數老年人可能患有多種合併症，同時服用多種藥物。

醫療問題也隨年齡的增長而增加，因此服用藥物的數量也在增加。根據荷蘭的研究，30~45% 的荷蘭老年人接受五種或更多不同的藥物，此即多種藥物治療，其中 20% 接受十種或更多藥物，這又衍生出過度多種藥物治療（excessive polypharmacy）。雖然藥物治療是非常普遍的醫療行為，但患者與家屬也希望治療是利大於弊，好處應大於所承受的風險，特別是針對體弱、慢性合併症或接近生命末期的老年患者。

多種疾病的存在及隨之而來的多重用藥，有時也會增加老年患者的服藥不依從性、藥物間相互作用、和藥物不良反應（包括再入院、跌倒和死亡）的風險。尤其體弱多病的老年患者更容易發生，因為身體之生理功能和很多代償機制受

損，更容易因多種藥物導致其他合併症。令人吃驚的是，該研究甚至發現多種藥物治療與 3 個月死亡率增加有關，此關聯也會隨服用藥物數量而增加。慢性合併症和虛弱的混雜效應，也發現多種藥物治療與死亡率的關聯是非常複雜的。因此結論提出，在老年患者和臨終時，應給予更多安寧護理而不是治療，甚至減少預防性藥物的數量，謹慎注意多種藥物與虛弱身體的關聯。

其實很多科學證據都證明，老年人長期服用多種藥物，並非利大於弊？有時甚至弊大於利？必要時只吃必要的藥即可，為了預防什麼而服藥甚至沒有意義。老年人睡眠時間減少是自然現象，有必要吃安眠藥嗎？臨床上好像也沒有人會因失眠而死亡？一天 24 小時是值得老年長者慢活的，想睡就睡，想起就起，想出去曬太陽就曬太陽，這是上天給老年人的特權，是可以盡情揮灑人生，縮短不健康餘命，實踐活到老學到老的人生。

第六節 高齡者的用藥須全面考量用藥安全 [76]

隨年齡的增長，胃腸道會發生各種形態和功能變化，導致身體功能普遍下降，腸胃功能的惡化也可能會影響老年人有效藥物之吸收。

老年人群可能因牙齒健康與吞嚥困難，導致生體可用率

發生不可預見的變化，例如有些藥物會增加便秘風險。所以，優化治療藥物是照顧老年人非常重要的，因為多重用藥的安全相對複雜，包括藥物適應症、選擇最佳藥物、確定適合患者狀態的劑量、服藥時間、有效性和不良反應、並教育預期副作用及尋求諮詢的注意事項等。老年人因年齡常導致藥動學和藥效學變化，許多藥物使用都需特別小心，尤其注意劑量。

老年人服用處方藥和非處方藥、中草藥和營養補充劑也要小心。因此須遵守以下幾個原則以達到正確用藥目標。

1）、遵守醫囑服藥：根據醫師指示定期服藥，如有副作用或有其他不良反應，請諮詢醫師或藥師，千萬不可隨意服用非醫師的處方藥，甚至服用別人的處方藥，這些對老年人都是非常危險的。

2）、妥善存放藥物並定期檢查有效期限：正確儲存藥品是幫助確保藥物安全有效的方法。如藥物儲存不當，即使沒過期也可能變質或失效。多數藥物最好存放在陰涼乾燥處，如高梳妝台抽屜、儲物箱、壁櫥架或廚櫃，遠離熱電器和水槽。也請閱讀使用說明，多數藥品不建議放冰箱，也避免存放浴室或兒童可輕易拿取之處。

3）、注意潛在的藥物相互作用和副作用：某些中草藥製劑或營養補充劑可能影響其他藥物作用，食物或酒精和非酒精飲料也會與某些藥物發生反應。服藥前須仔細閱讀注意事項。例如，治療心絞痛的硝酸甘油不能與勃起功能障礙藥物（壯陽藥，如威而鋼）同時服用，可能發生嚴重相互作用。

藥物不能與酒精一起服用，吃藥也不可配葡萄柚汁，會抑制體內酵素代謝作用，使藥物血中濃度升高，增加副作用。

4）、保留並記錄所有藥物清單：將正在服用的藥物寫下來並隨身攜帶最新的藥物清單，或將藥物拍照清單儲存在手機，並將副本轉傳交予親友，在緊急情況和旅行時尤其重要。藥物清單應包括：使用處方藥的名稱及品牌、定期或偶爾服用的非處方藥、中草藥製劑和補充劑、為什麼要服用這些藥物、劑量（例如300毫克）、多久服用一次、配藥的單位及電話號碼等。

第四章

藥物關係學：兒科
兒科用藥注意事項[26,77-80]

　　2017 年的研究顯示，兒科患者占美國總人口約 23%，此族群其實年齡層包括新生兒、嬰兒、兒童和青少年等。而國際醫藥法規協調會（International Conference on Harmonization、ICH）是將兒科分為：早產兒、新生兒（0-28 天）、嬰兒（>28 天 ~12 個月）、幼兒（>12 個月至 23 個月）、學齡前兒童（2~5 歲）、學齡兒童（6~11 歲）、青少年（12~18 歲）等。

　　儘管不同年齡層要考慮不同的生理參數、藥動學及其藥

物配方，全球製藥公司也努力開發和設計新的兒科製劑，但開發更多臨床應用的兒科製劑仍是極具挑戰的任務。由於缺乏廣大市場利基及經濟因素，兒科製劑的開發創新仍相當有限。因多數疾病仍以廣大成年人為主，開發掩味藥物配方及高門檻的兒科臨床試驗，嚴格要求的醫學倫理，都讓兒科用藥開發的相關成本相對昂貴。

但成長發育中的兒童，發生許多生理上，身高、體重與內臟器官的巨大變化。全身含水量、酶酵素活性、血流量及脂肪含量也有動態變化而發生極大差異，這些與年齡相關的變化都會影響藥物的吸收、分佈、代謝與排泄。例如，成人和兒童的胃腸道酸鹼 pH 值不同、胃停留時間、胃排空時間、腸道轉運時間、胃腸道中的表現和細菌種群組成也存在個體差異。

過去十年對藥物代謝酶的年齡研究發現，每種不同的酶系統都有其獨特的發展模式，酶的活性也會隨年齡的推移而增加。如到 1~2 歲時，細胞色素 P450（CYP）酶活性就幾乎與成人相似，但有些酶則要到 10 歲後才達到成人水平。總之，出生時肝臟代謝功能是不成熟的，可能導致嬰幼兒的藥物毒性風險增加，藥物代謝酶的個體發育，必須注意藥物的劑量，成人的給藥方式是不能簡單或線性地外推至兒童，尤其是新生兒和嬰兒。

第一節 兒童藥物劑量也考慮身體含水量 [81]

如按重量計算，成年人平均水分含量約 60%，兒童平均水分含量約 70%，新生兒體內的水分約佔體重 75%，但到一歲後約降至 60~65%。隨著年齡增長，人體開始變乾，活得越久越乾燥。

身體水分含量會因性別和健康而異，因脂肪組織比瘦組織含有更少的水。成年男性的平均水分約為 60%。成年女性的平均水分約為 55%，一般而言，女性的脂肪組織比男性多。嬰兒在 2 歲前，生長和發育特別迅速，體重通常在 6 個月時可增加一倍，出生後的第一年增加 3 倍，第一年體表面積翻倍。嬰兒和兒童期時，體內水分、脂肪和蛋白質比例也不斷變化，主要器官的大小和功能都已成熟。此外，一些疾病生理學和受體功能在嬰兒和兒童期會發生變化與成人不同。

儘管水是體內最豐富的分子，人體重量約 30~40% 是骨骼，嬰兒胃的酸鹼 pH 值在出生後直接升高，可能是由於剩餘羊水的緩衝作用，而後迅速降到 pH 值 1~3。據研究，6 個月以下嬰兒的胃排空時間差異很大，新生兒和嬰兒的腸道轉運時間也較慢，但在 2 歲時，即達到成人值的標準。胃排空和腸蠕動是藥物在小腸中吸收速率的重要決定因素。新生兒的胃排空時間相對於成人延長，其他如腸道吸收表面積較少和腸道轉運時間縮短，都是新生兒延遲吸收的原因。

人隨著年齡增長，全身水分會減少。體脂也隨年齡、性

別和遺傳而變化。親脂性藥物較容易分佈到高脂密度區域。許多藥物會與血漿蛋白結合，結合蛋白包括白蛋白和球蛋白，但這些蛋白質濃度會隨年齡、營養狀況和疾病而變化。然而，只有游離和未結合的藥物才會從血管進入組織，發生藥物-受體相互作用及藥物的作用。蛋白質結合不僅受蛋白質濃度影響，還受酸鹼 pH 值、代謝異常及競爭蛋白質結合的其他化學物質的存在而影響。

第二節 兒科藥物的添加劑與賦形劑

從製劑的角度來看，許多藥物活性成分的水溶性、穩定性或味道，使多數孩童無法接受苦味或難聞的配方，且多數兒童又無法吞嚥大片錠劑和膠囊，致使兒科藥物的開發就成為具挑戰性的任務。

除兒童外，許多老年人、手術患者、加護病房或昏迷期患者，也無法吞服片劑和膠囊。但臨床上理想的兒科劑型，仍用安全和最少的添加劑來調配製造，並以適當的劑型製成，即使暴露於濕熱的環境下也能相當穩定。

但兒科液體劑型的儲存穩定性、適口性和調配性仍非常有限。相反地，固體製劑如粉末或顆粒則較沒有這些困惱。因此，兒科藥物製劑仍引起極大關注，尤其輔料及賦形劑是藥物製劑中的非活性成分，對人體使用應該是安全，但由於

其生理特性和與年齡相關的組織功能相對的不成熟，一些對成人安全的添加劑或賦形劑可能就不適用於兒科，尤其是嬰兒和新生兒。

此外，由於兒童友善型製劑配方不足，且部分缺乏遵守兒童用藥規定的治療方案，都可能導致很多缺乏治療效果的案例層出不窮，尤其是兒科的癌症、感染或傳染病用藥，目前臨床上兒童服用的藥物很多仍然使用成人配方。

第三節 美國 FDA 之兒科法規與兒科臨床指南

1997 年，美國 FDA 即實施兒科法規，隨後美國兒科學會和 FDA 也發布了兒科臨床研究指南。

2010 年，世衛組織（WHO）也發布了兒科劑型的相關報告，將其納入兒童基本藥物的示範清單，該報告闡述了適合兒童的口服藥物政策，特別是在發展中國家，並指出需固體口服劑型以便兒科製劑易於運輸，不需冷藏，易用純水重新調製，並可正確的劑量給藥，例如，口腔崩解劑型、粉末形式的多顆粒製劑、迷你片劑或咀嚼片劑等。

然而，由於此類製劑的開發和儲存困難，兒科製劑在發展中國家仍無法普及。儘管多數兒科製劑為液體形式，但仍有許多藥物是難溶於水或苦味，因此面臨口服藥物開發的挑戰。雖然，藥物溶解度和味道可以通過化學修飾、加味掩飾

或添加甜味劑來改變，但藥物吸收仍受聚合物或賦形劑影響，除掩飾味道外，聚合物包裹的脂質也可提高藥物溶解度和穩定性，並允許藥物釋放和控制吸收。這些聚合物可以是天然的或合成的，也可以作為控制藥物釋放和防止藥物在口服給藥後或儲存過程中降解的屏障。

雖然口服給藥是成人和兒童患者最常見的，最佳策略仍是使用可提高藥物溶解度、滲透性和生體可用率的劑型。此外也需了解飲食的影響和藥物吸收的差異。在大量的臨床前研究中，常忽略從進食狀態到禁食狀態的轉變，這都會影響藥物的吸收機制和速率。隨著藥物製劑材料的進步，製劑開發和賦形劑仍將繼續發展，以期開發出更好、更有效的口服製劑來提供兒科更好的治療。

第四節 兒科人群與兒童劑量可能多樣及複雜 [82]

兒科人群是一多樣化的特殊人群，因可包括從早產兒、足月新生兒、嬰兒、兒童和青少年，從 0~18 歲的族群。

近年對兒童和新生兒對藥物吸收的影響進行了研究，兒童的藥物吸收率和吸收程度與成人是不同的，尤其新生兒與成人的差異最大。將成人的口服吸收數據推論到兒科，其中困難就是進行劑量調整而變得複雜。

長期以來，劑量調整的標準方法是基於患者的體重或體

表面積，不考慮小兒腸道的整體吸收能力，和腸道中口服藥物吸收過程的年齡相關變化。但近年來，基於不同速度生長的概念和個體發育狀態，調整兒科劑量被認為是非常重要的議題，但迄今為止，醫藥界仍未就不同方法對兒童劑量調整的適用性達成共識。

最近的研究證明，總膽汁鹽從新生兒和嬰兒採集的胃液中濃度較低。小腸 pH 顯示與成人值無異；膽汁酸濃度在 4 歲左右即達到成人值。健康新生兒的胰腺功能似乎足夠而與胎齡無關，另外因與腸黏膜表面的形狀及高營養需求有關，新生兒的腸道通透性則高於成人。與成人相比，肝臟酶的表達在出生時顯得較低，但在腸道中是穩定的。食物和營養會影響藥物吸收，因為以牛奶為主食的新生兒和嬰兒的飲食與成人不同，不僅需考慮牛奶緩衝胃的酸鹼 pH 值，且飲食條件也可能改變藥物代謝酶和轉運蛋白的成熟，在幼兒中，使用磨粉或溶解片劑藥物或與食物共同給藥，可能會影響藥物的生體可用率。

第五節 種族和遺傳也會影響藥動學及藥效學 [83,84]

種族是重要的人口統計學變量，可能導致藥動學和藥效學的個體差異。包括對安全性、有效性或劑量反應的臨床上影響。

內在遺傳因素，包含性別、種族、生理和病理狀況，而外部種族因素又與環境和文化相關，例如氣候、飲食、醫療實踐、社會經濟地位和藥物依從性等。藥物吸收的種族差異可能歸因於內在因素，例如：遺傳或生理學的變化，或歸因於社會經濟背景、文化和環境等外在因素，及飲食方面的重大差異。考慮腸道吸收的被動過程時，原本估計不會出現種族差異。然而，隨著藥物在腸道中進行主動運輸和代謝，差異反而更大。例如，非洲裔初潮前女孩的鈣吸收率明顯高於白人女孩。

已知不同種族群體的藥物吸收有顯著差異，例如：基因具有臨床意義的多樣性證據，種族差異也被認為與腸道代謝與肝臟的酶有關。部分藥物的處方甚至建議非洲裔美國患者接受更高的劑量，以達到與白種人患者相當的血漿濃度。而對於外排轉運蛋白 P-gp，基因中的多樣性也與外排轉運蛋白的表現改變有關，仍可能導致藥物藥動學與臨床的變化。因此很多臨床上的用藥，因原始實驗數據都是國外藥廠或研究單位挑選的受試者，並不一定適合亞洲人群中的黃種人，很多用藥患者實際上會受到基因或種族的影響。

第五章

藥物關係學：舌 舌下錠的應用[48,85,86]

　　舌下給藥是以舌下黏膜吸收為主，能短時間內直接通過舌下毛細血管來吸收藥物，進入血液循環快速發揮藥效。

　　口腔有四個不同區域可吸收藥物，分別是舌下區域、頰區域、牙齦區域和腭區域。這四區在組織結構和粘膜組成都不同，能將劑型保留夠長時間讓藥物完全吸收。而舌下底部的黏膜和臉頰頰膜，通常可用作舌下給藥之處，因口腔黏膜下富含微血管，經舌下區域粘膜吸收後，藥物可擴散到靜脈血中，通過頸內靜脈、鎖骨下靜脈和頭臂靜脈直接流入上腔

靜脈。

舌下粘膜因有豐富血液供應及較高滲透性，使舌下給藥能快速吸收，並有理想的生體可用率。因此，當需快速作用時，舌下給藥是可以在較短時間達到臨床有效之濃度。例如，快速溶解的舌下錠，對心絞痛、緩解癌症疼痛或偏頭痛的緊急治療是有效。與口服給藥不同的是，這區域的靜脈回流可繞過全身進入體循環，導致藥物的立即全身利用和快速起作用，但要注意長期吸煙，因會導致血管收縮，可能會減少舌下給藥的吸收率。

第一節 舌下黏膜吸收藥物之優缺點 [87]

因新冠肺炎唾液快篩的應用，凸顯口腔唾液（口水）的獨特性與方便性。

唾液檢測科學這幾年迅速發展，因口腔黏膜覆蓋於口腔表面，是口腔內的第一道屏障，可保護口腔內組織不受外來物質侵害。舌下黏膜的上皮層厚度又比頰黏膜薄，滲透性更佳，因此舌下給藥都以舌下黏膜吸收為主，能在短時間內直接通過舌下毛細血管來吸收藥物。此過程不需經肝臟代謝，所以藥物分子可直接吸收進入血液循環而作用。此外，口腔黏膜吸收也是透過口腔內擴散作用來吸收，某些藥物或營養品也可透過口腔黏膜滲透到微血管，再將其帶入體內循環，

避免肝臟、胃腸道、酵素的破壞分解而造成損失，因此，劑量可降低，造成毒副作用也可能因而降低。

　　口腔黏膜及舌下給藥的優點有：1）治療效果快速作用，可避免胃腸道延遲吸收；2）避開門靜脈循環，提高藥物生體可用率，避免肝臟首渡代謝；3）活性成分不經過胃，避免胃腸道 pH 值或酶降解；4）吞嚥困難、噁心或吸收不良者，甚至昏迷者均可使用；5）安全性高，因將藥片吐出即可終止給藥；6）較易自行控制管理。

　　舌下給藥途徑的缺點有：1）口腔體積小，只能有效輸送少量藥物；2）藥物在口腔難以持久，在過程中須避免吞嚥、說話或飲酒，以免影響藥物與粘膜接觸時間；3）口腔和舌下給藥不適用苦味或味道不好藥物，除引起不適外，還會產生過多唾液增加吞嚥風險；4）雖然吸收較佳，但藥物從口腔粘膜的被動擴散為主，水溶性藥物較好吸收，親脂性藥物則效益相對不佳。

第二節 舌下給藥與唾液之關係

　　口腔內的唾液，對舌下給藥是非常重要的因素。

　　人體唾液主要由腮腺、頜下腺和舌下腺等三個唾液腺所分泌。pH 值約 5.5~7.0，內含水、電解質、粘液、白血球、上皮細胞、酶（如脂肪酶和澱粉酶）、抗菌之溶菌酶等。粘

液可在口腔表面形成粘性凝膠狀薄膜，使藥物黏附到上皮組織幫助藥物吸收，黏液蛋白具穩定口腔 pH 值之緩衝作用。

唾液受大腦皮質層控制，也受飲食、環境、年齡、情緒、唾液腺影響。如世說新語的望梅止渴故事，就是敘述曹操編造前方梅林結了很多果實，誘使眾將士兵流口水解渴，就是刺激唾液分泌範例。唾液另一功用為潤滑食物，能使食物容易吞嚥，保護口腔粘膜。此外，唾液中的酶對膳食澱粉和脂肪的消化也很重要，這些酶也能分解牙縫中食物顆粒，保護牙齒琺瑯質預防蛀牙。此外，也含特殊酵素與免疫球蛋白的抗菌作用。

正常人每天可分泌 1,000~1,500 毫升唾液，嬰兒分泌量又比成人多。唾液中有 99.5% 的水，其他 0.5% 含多種酵素、蛋白質、礦物質、細菌等，與口腔及身體健康息息相關。高貴藥材的燕窩，雖然多本古書藥典曾記載，食用燕窩可美容養顏，滋陰潤肺，止咳停喘，消除疲勞，緩解精神壓力等功效。但燕窩其實是雨燕科金絲燕，利用唾液所建造的燕巢，燕的唾液腺非常發達，唾液與絨羽築成的巢即成燕窩。其營養成分據研究，係包括：唾液酸、胺基酸、蛋白質、碳水化合物、礦物質（如鈉、鈣、鎂、鉀等）、維生素（如 B_1、D）、性激素（如睪酮、雌二酮、孕酮）等。但必須特別注意的是，燕窩可能會因加工、漂白或生存環境有無重金屬汙染而影響品質優劣。

第三節 只有未結合或游離藥物才會進入唾液 [88,89]

　　舌下錠是將藥含在舌頭下，藉口腔少量唾液讓藥物自動崩散，經由舌下血管與血流，快速將藥物分子攜帶到作用部位發揮藥效。

　　如藥品能符合舌下給藥各項條件，與口服用藥相比，舌下錠可提供更快速的作用，好處是不需要喝水，也不受個人吞嚥能力的影響，故適合用於緊急情況或急救。藥物從血漿到唾液的傳遞，主要還是透過被動擴散的作用。但依據血漿酸鹼 pH 值、蛋白質結合、藥物親脂性、分子量、藥物結構、pK_a 值、唾液 pH 值和流量而定。

　　因只有未結合或游離的藥物才會進入唾液。研究證明，某些藥物的唾液濃度與游離藥物血漿濃度及主觀和生理測量有關。但用刺激唾液流動方式收集唾液，有時會改變唾液 pH 值，這是因唾液增加時，碳酸氫鹽的排泄也會增加，使唾液的 pH 值升高而降低藥物濃度。雖然，藥物可從血液中被動擴散而出現在唾液中，血液中的藥物也可能會轉移到唾液，因此，藥物代謝物也可能在唾液中被檢測出來。

　　但唾液篩檢與尿液檢測不同，唾液和血液中的藥物和代謝物濃度，可能存在密切關係，因此可利用唾液來檢測毒品或藥品殘留。但從藥物吸收速度來比較，口腔黏膜吸收速度僅次於氣霧劑。臨床研究發現，口腔黏膜吸收後，發揮藥效的時間可縮短至 30 秒，比口服藥吸收速度快 10~20 倍。綜觀而論，藥物吸收速度的快慢依序為：吸入＞舌下給藥＞直

腸用藥＞肌肉注射＞口服＞經皮吸收。

舌下給藥劑型，包括：錠劑、舌下膜、噴霧。治療應用：阿茲海默症、止痛、降血壓、緩解心絞痛、支氣管擴張、止吐、精神疾病等。最知名的舌下錠是：硝化甘油片（耐絞寧、nitroglycerin、NG、TNG），俗稱救心。

第四節 硝化甘油舌下錠是血管擴張藥緩解心絞痛 [90]

硝化甘油舌下錠是一種血管擴張藥，用於心臟疾病，如心絞痛和慢性心衰竭。

FDA 批准用於心絞痛，作用機制為擴張心臟冠狀動脈，迅速緩解胸痛，用於治療冠狀動脈狹窄引起的急性心絞痛。其他用途包括治療高血壓急症（急診）、冠狀動脈痙攣、充血性心衰竭等。常用劑量有 0.3 mg、0.4 mg 和 0.6 mg 等三種，含第一顆，1~2 分鐘即應有效果，若胸痛未減輕，每 3~5 分鐘再含一顆，若含 3 顆仍心絞痛、胸痛、胸悶無效時，則需盡快就醫。因給藥後，血管舒張作用會出現，須特別注意因血管擴張引起之副作用，其中暈厥導致的跌倒，也可能造成危險的傷害。如正確使用還是非常安全，服藥後建議監測血壓、心率、呼吸頻率和血氧飽和等。

心絞痛發生時要立即休息，採坐姿或半坐臥姿及時含服硝化甘油舌下錠。但需特別注意，如直接吞服就會失去效

用。因副作用會引起頭暈，所以不宜站著服用，這是因為此藥會造成血管擴張、血壓下降，隨之暈眩感，導致跌倒意外，故務必先坐穩再服用，且遵照醫囑、熟悉處理步驟，避免慌亂。此外舌下給藥後，建議患者不可吞服，不可進食、飲水或咀嚼，以促進藥物透過口腔黏膜吸收，甚至避免吞嚥唾液，以防止通過胃腸道攝入，造成吸收降低。

硝化甘油屬硝酸鹽藥物，在體內會轉化為一氧化氮來發揮血管擴張作用。處方前，醫師也應確定患者是否正在服用任何可能與它相互作用的藥物。常見的相互作用藥物，包括：治療急性心肌梗塞之阿替普酶（alteplase）、抗凝血劑之肝素（heparin）、精神治療藥之三環類抗抑鬱劑（tricyclic antidepressants）和常用於感冒藥、暈車藥、含抗組織胺的抗過敏藥物、處方藥的膀胱過動症、腸胃痙攣、憂鬱症、抗精神病藥、癲癇、和巴金森氏症藥物，都可能含有抗膽鹼能藥物（anticholinergic drugs）。此外，也要限制酒精攝入量，服藥期間最好避免喝酒。

第五節 唾液為非侵入診斷的臨床應用與未來發展 [91]

人們對快速和侵入性較小的診斷與測試篩驗興趣已大幅增加，因此對唾液作為臨床診斷之生物液體已做廣泛深入研究。這與臨床實驗或診斷中最常用的血液和尿液相比，唾液

檢測仍具有非侵入性診斷及快速便捷的優勢。

　　因唾液採集既簡單又非侵入性，只需簡單的採集說明與步驟。與血清相比，有較低的蛋白質含量、較少的複雜性和變化成分。許多臨床實驗室已常規使用唾液 DNA 來評估對各種疾病的遺傳訊息檢測。目前唾液的測試已成功用於人類免疫缺陷病毒（HIV）感染診斷、腎臟疾病的監測、預防心臟代謝風險、病毒核酸檢測和定量、法醫學調查、牙科研究和藥物濫用之監測等。甚至有些研究建議利用唾液監測身體活躍的個體狀態、漸進式有氧測試、漸進式心肺耐力測試和心理壓力等。

　　在安靜休息條件下，人體唾液分泌量約 0.1~0.3mL/min，在人工刺激時可達最大值 7mL/min。但在脫水、腎上腺素刺激或運動時，會降低唾液量及流速。噁心或吞嚥非常刺激的食物、生理的晝夜生理節律破壞、或其他病理狀況（如腦癱、其他嚴重神經系統疾病或乾燥綜合症等），都可能會影響唾液量，也可能過度分泌。此外，其他一些生理（如咀嚼、心理壓力、體育鍛煉等）和病理狀況（如口腔出血、囊性纖維化、多發性硬化、癲癇等）也可能會改變唾液量，因唾液的分泌和成分主要還是受人體自主神經系統來調節。唾液將來可能作為疾病篩查、風險評估、干預評估、復發預測和其他預後的大數據分析評估。

第六章

藥物關係學：眼
眼睛用藥面面觀[92-95]

　　眼睛是人體最重要的器官之一，視力出現任何功能障礙時，日常活動即會出現嚴重不便，甚至影響生活。

　　生活中常說眼裡容不下一粒沙子，雖是形容某件事不合某人心意，無法容忍，但從字面上即可理解眼睛是非常脆弱，實在是容不下任何異物。眼睛疾病和視力障礙是會直接影響視力和生活質量，甚至損害身心健康。

　　眼睛解剖學將眼睛概分為兩個區域。前段是眼前節（anterior segment），包括房水、角膜、結膜、虹膜、睫狀體

和晶狀體。後段包括：玻璃體液、視網膜、鞏膜、脈絡膜和視神經等更深層組織。如細究眼部解剖結構，眼睛具有靜態屏障和動態屏障，主要防止包括治療藥物在內的化學物質或異物到達眼睛組織。前段和後段的眼部屏障不僅阻止外源性物質的進入，也會阻礙治療藥物的主動及被動吸收，降低各種藥物的眼部生體可用率。靜態屏障包括角膜上皮、角膜基質、角膜內皮、血水屏障等；動態屏障則包括淚液稀釋、結膜屏障和視網膜血屏障等，這些都會阻礙眼睛的藥物吸收，及影響眼睛局部藥物製劑的生體可用率。

人體眼睛是非常複雜的器官，同時也是複雜的光學視覺系統器官，可藉由虹膜感知光線，投射到對光敏感的視網膜產生影像，將影像轉換為電的訊號，透過視神經傳遞到大腦的視覺系統及其他部份。影響視力的主要疾病，包括年齡相關的黃斑部病變、糖尿病視網膜病變、白內障、葡萄膜炎、角膜炎和青光眼等。

第一節 眨眼、流淚都可能影響眼藥吸收 [96,97]

眼睛的複雜結構會限制不同疾病的治療方式。

眼睛由許多屏障和防禦機制組成，保護免受環境影響。而眼內藥物輸送的障礙分為生理障礙和解剖障礙，生理障礙包括：眨眼、淚液翻轉和鼻淚管引流等；解剖障礙包括：阻

礙藥物進入眼段的各種靜態屏障和動態屏障。

在前房中，靜態屏障是角膜上皮、基質和血水屏障（blood aqueous barrier、BAB），而動態屏障是結膜血液和淋巴液及淚液引流。血水屏障由睫狀體中非色素上皮細胞、虹膜組織及虹膜血管間的緊密連接組成，透過虹膜睫狀毛細血管來限制藥物分子從血液到房水的運動。

在後房中，靜態屏障是鞏膜、脈絡膜中的布魯赫膜和血視網膜屏障（blood retinal barrier、BRB），血視網膜屏障涉及視網膜毛細血管內皮細胞和視網膜色素上皮細胞的緊密連接。而動態屏障包括透過血液和淋巴管排出所給的藥物。

值得一提的是，眼睛也是腦神經系統的一部份，在眼底有血視網膜屏障（BRB），功能是篩檢過濾對視網膜有幫助的藥物或物質進入黃斑部，與腦神經系統的血腦障壁（BBB）功用類似，這也是藥物要進入黃斑部非常困難的原因。而血眼屏障（blood ocular barrier）由血水屏障（BAB）和血視網膜屏障（BRB）組成，其功能是透過保存眼睛之液體來維持最佳眼壓，也是指循環血液與眼球內組織液之間的屏障。在房水的形成及循環過程中，血眼屏障能選擇性地允許一部分物質通過，而阻止另一些物質通過，以維持正常的房水成分及房水循環，保持眼內環境穩態的作用，此作用能使眼內環境免受血壓、血氣及血液內各種溶質濃度變化所影響，保持視網膜的穩定，視力也由於血眼屏障的存在而受到保護。

此外，人體眼睛的球體形狀和角膜因素也會影響藥物吸

收，例如，點眼藥水時的眨眼動作，和持續的淚液分泌，都可能降低眼藥之局部藥物吸收。因為，淚液成分含有水、油脂及黏液，會包覆眼球來保持濕潤，對視力維持非常重要，也能幫助眼睛排出殘渣、灰塵和異物，在正常功能下，能維持眼睛濕潤而不會過量溢出。

值得注意的是，眼睛角膜的上皮細胞會阻止大分子藥物的吸收，由於眼睛角膜緊密的組織結構，會成為親水性藥物在細胞擴散作用的屏障，而親脂性的角膜上皮則允許疏水性（親脂性）藥物的吸收。因此，如果希望藥物能順利遞送至眼睛組織時，就需增強藥物通過角膜屏障的滲透性，有效克服角膜上皮細胞的藥物吸收，透過房水的跨角膜擴散和角膜上減少外排等的限制因素。

第二節 一滴眼藥水遠超過眼睛的可容納量

任何眼部給藥的目標是維持治療眼睛的藥物濃度，降低給藥頻率，克服動態和靜態的眼部障礙。最重要的是不能引起不良反應，提高眼藥的生體可用率。

但值得注意的是，一般眼藥水一滴的份量即是眼睛可容納最大量之 5~10 倍。所以滴藥後之眼藥水溢出，流到臉頰是正常的，不須懷疑眼藥水不足，而再多點好幾滴眼藥水。局部滴眼液目前仍是最方便、安全、有效和非侵入的眼部給

藥方式，幾乎佔眼科製劑的 90%，儘管接受度高，但主要缺點還是角膜前藥物的快速流失。

因考量所有角膜前因素，估計只有不到 5% 藥物劑量可到達眼內組織。為彌補此較低的生體可用率，只好被迫在高乘載藥物劑量下，使用頻繁的局部溶液，來達到眼睛組織所需的藥物濃度，但高頻率給藥不僅會增加副作用可能性，也可能降低患者依從性。

臨床上用來治療乾眼症、白內障和過敏性結膜炎的局部外用眼藥製劑，主要缺點就是眼部生體可用率相對較低，這可能是因高淚液周轉率和高鼻淚管引流所造成。當然新型的製藥科技，包括奈米膠束、奈米顆粒、藥物洗脫隱形眼鏡、眼部插入物和眼部裝置，可能增強提高治療眼藥製劑的生體可用率。

但如討論後段的眼部病理狀況時，因視網膜損傷可能導致視力喪失，這是因高血糖所引起之視網膜內皮細胞受損所致，例如，糖尿病性視網膜病變、糖尿病性黃斑水腫和視網膜靜脈阻塞等。眼睛的後段，鞏膜、脈絡膜和視網膜上皮及血視網膜屏障，都會限制眼部藥物的生體可用率，因此帶來眼部給藥研究開發的很大挑戰。

第三節 眼藥的常用製劑 [98]

　　開發具適當治療效果的眼部最佳藥物，並讓患者有很好的依從性，其實是非常挑戰的。因為眼藥製劑涉及許多限制因素，例如複雜的解剖結構、防禦機制、快速引流和適用性等多重問題。

　　眼藥水是治療眼睛疾病的常用製劑，其成份依作用及用途，衍生出不同種類及劑型。例如，人工淚液、抗敏感眼藥水（如抗組織胺及類固醇）、消炎眼藥水（如類固醇、抗生素）、消除眼白紅筋眼藥水（如含有收斂劑及充血解除劑）、散瞳劑（睫狀肌麻痺劑或副交感神經阻斷劑）、縮瞳劑、隱形眼鏡眼藥水、β-阻滯劑、非類固醇抗發炎藥等。另外還有治療眼睛疲勞的眼藥水，因含維生素 B 群、維生素 A、維生素 E、牛磺酸、胺基酸等營養成分，可滋養眼睛及緩解改善乾澀疲勞的刺激感。

　　一般眼藥為延長保存期限可能添加微量防腐劑。在正常使用下，雖不會對眼睛造成影響，但仍有少數人會對防腐劑過敏。不同眼藥有各自不同用途，治療眼睛感染、降低眼壓、消炎止痛或舒緩眼睛乾澀，皆有若干副作用。例如，抗生素眼藥顧名思義即含抗生素，用於治療眼睛感染，如濫用，可能破壞眼睛的菌種生態。類固醇眼藥則含類固醇，雖有極強消炎作用，但可能升高眼壓，若長期使用可能對視神經造成損害，導致青光眼等。

　　人工淚液雖是模仿淚液成份，用於舒緩眼睛酸澀與疲勞

的不適感。隱形眼鏡佩戴者常使用人工淚液保持眼睛表面溼潤，建議選擇不含防腐劑的人工淚液，以免眼睛過度乾澀；據目前研究顯示人工淚液，並不會因是外來液體而造成人體無法分泌淚液，因此毋須過度擔憂。臨床上常用的散瞳劑（mydriatic eye drop），藥理上是屬睫狀肌麻痺劑或副交感神經阻斷劑，使用時，瞳孔會持續放大，使無法隨光線強弱而收縮，強迫眼睛放鬆與休息。有些眼科醫師，也會使用散瞳劑來預防近視發生、預防近視度數增加及治療假性近視。

第四節 人工淚液與乾眼症 [98]

隨社會高齡化及 3C 產品之使用時間的增長，乾眼症也愈來愈常見。

眼睛淚液的產生會隨著年齡的增長而減少，可能導致乾眼症。乾眼症也是荷爾蒙發生變化人群常見之困擾，尤其是懷孕和更年期女性。此外，隱形眼鏡的使用和某些藥物也會導致乾眼症，如有乾眼症，也容易引起眼瞼發炎或腫脹的眼瞼炎。除看眼科外，生活中也需保持眼睛濕潤，適度閉眼轉動眼球讓眼睛休息。

眼淚是保護眼睛健康的重要體液，由蛋白質、脂肪和電解質組成，能保持眼睛潤滑、避免細菌感染並防止異物進入。但眼睛如沒足夠眼淚就可能患乾眼症，就須求助人工淚

液，讓淚水更濃、幫助眼淚更長時間地附著在眼睛上、防止眼淚乾涸、減輕紅腫、補充眼睛水分、在眼睛上形成保護膜等。但並非所有人工淚液都能提供上面列出的所有好處，因此配方就會包含許多成分，來盡量滿足臨床上的需求。因此閱讀人工淚液眼藥水包裝上的藥物成分標籤或仿單是很重要的，如對成分有過敏及疑問，最好諮詢眼科醫師或藥師。

許多眼藥水含防腐劑是延長其保存期限及保質期，防止開瓶後細菌滋生。常見防腐劑如：氯化苯二甲烴銨（benzalkonium chloride、BAC），可能會損害眼睛，使乾眼症惡化，所以須注意長期使用或使用頻率高的眼藥水或人工淚液是否有防腐劑的問題。臨床上，仍有些眼藥水是不含防腐劑的，是可降低與防腐劑相關的眼損傷風險，如果每天或長時間使用人工淚液數次，可能是更好的選擇。

第五節 **使用人工淚液 也須遵照醫囑** [99]

非處方人工淚液是建議短期使用的。

根據美國 FDA 規定，非處方藥滴眼液只能應用於暫時緩解眼睛乾燥引起的灼熱和刺激、或暴露在風或陽光下的不適感，但是 FDA 並沒有具體闡述及認定短期或長期使用。

但一般來說，雖然非處方藥的人工淚液通常被認為是安全的，但使用時間的長短，還是應諮詢眼科醫師或藥師。因

長期使用人工淚液，並不能解決導致乾眼症的病因，如使用時間過長或過多，仍有可能衍生其他問題。如長期使用含防腐劑眼藥水會造成眼睛損傷；過度依賴人工淚液來滋潤眼睛，可能洗掉眼睛自然產生之健康淚液之免疫力，也可能因暫時緩解而掩蓋潛在眼部的問題，如眼部感染等。

在臨床上，也常諮詢人工淚液打開後的有效期限。一般而言，藥盒標示的有效期限是製劑未打開時的有效日期，但當打開使用後，則取決於是何類型製劑。如果是不含防腐劑的眼藥水，打開後就無法防止細菌滋生，尤其是一次性使用的製劑瓶打開後，使用時間是開瓶後不得超過 24 小時。但如果是使用含防腐劑的人工淚液，開瓶後使用期限就會較長。美國眼科學會指出，只要正確儲存，含有防腐劑的眼藥水應可使用到保存期限。但溫度及保存處所，仍會影響製劑效果，如不確定人工淚液的保存狀況，建議還是開新的較安全。

第六節 **葉黃素的藥用與健康影響** [100-102]

葉黃素（Lutein）是天然類胡蘿蔔素中的一種，親脂性而不溶於水。研究證明，葉黃素具抗炎、抗氧化特性，對眼睛健康，甚至預防與年齡相關導致失明，和視力障礙的黃斑病變、保護視網膜免受光毒性光損傷、改善認知功能、降低

患癌症的風險並改善心血管健康等有很多益處。

　　葉黃素和玉米黃質是廣泛分佈在水果和蔬菜的營養成分，例如水果、穀物、深綠色蔬菜、蛋黃等。研究發現，葉黃素可通過血視網膜屏障，進入眼底在黃斑部聚集大量濃度，防止光線造成傷害。有趣的是，在黃斑部的類胡蘿蔔素主要是葉黃素與玉米黃素，β 胡蘿蔔素則須轉換成維生素A才可進入黃斑部感光細胞，黃斑色素高度集中在黃斑部，有抵抗光線的作用。但當年齡或眼球老化時，保護黃斑部的物質就會流失，如因吸收不佳或攝取不足時，就可能削弱對光線的抵抗力，造成黃斑部病變。

　　在發揮作用前，類胡蘿蔔素須先被吸收並輸送到循環中。但類胡蘿蔔素是疏水性（hydrophobic），即為親脂性而溶於脂肪，不溶於人體消化系統的水性介質。然而，由於羥基（hydroxyl group）的存在，與 β- 胡蘿蔔素和茄紅素等烴類類胡蘿蔔素相比，葉黃素和玉米黃質是相對極性的化合物。在飲食中，與脂肪一起食用時，會增加類胡蘿蔔素的吸收，在油中烹調含類胡蘿蔔素的蔬菜和切碎蔬菜都可增加類胡蘿蔔素的生體可用率。

第七章

藥物關係學：鼻
鼻腔用藥可視為局部外用及內服給藥[103-106]

　　鼻腔給藥是常見由鼻腔吸入給藥。近年對鼻腔給藥的研發也不斷創新，特別是可視為局部及外用模式，亦稱內服及全身模式，也是口服給藥的替代方式之一。

　　與口服給藥比較，鼻腔給藥具許多優勢，例如：屬非侵入性、方便、患者依從性佳、吸收迅速起效快（一般半小時內）、藥物吸收表面積大、快速達到血液中治療藥物濃度、藥物滲透性高（與表皮或胃腸道黏膜相比，鼻黏膜滲透性高，特別是對親脂性和低分子量藥物）、避免胃腸道破

壞、繞過肝臟首渡效應、還具潛能之沿嗅覺神經向大腦直接給藥的可能性、疫苗與淋巴組織的直接接觸位置、方便患者長期治療、在液體中穩定性差的藥物之替代途徑及在許多情況下可更針對性而減少藥物副作用、避免胃淤滯和嘔吐的影響（如偏頭痛患者）、熟悉滴鼻劑和噴霧劑的患者使用之便利性、藥物的生體可用率皆高於胃腸道等優勢。

　　鼻腔給藥有以上優點，當然也有缺點：因鼻腔體積非常小、只適用具高水溶性強效藥物、活性成分分子量須小才能被吸收、不適用對鼻黏膜有刺激或傷害的藥物、鼻腔狀況可能阻礙吸收、可吸收面積相對較小劑量有限、到達鼻上皮的藥物因粘液纖毛清除作用而減少接觸時間、如感冒時可能從鼻腔排出藥物、並非適用所有藥物、長期使用可能導致副作用、可能損害纖毛或損害防禦能力等。

　　鼻內給藥之藥物多是溶液、懸浮液、凝膠、乳液和粉末形式，但仍有許多問題。例如缺乏劑量的精準性、高粒徑、高粘度和缺乏藥物穩定性等。幾世紀以來，鼻腔給藥一直是治療方式之一，呼吸道不僅是細菌、病毒、微生物、黴菌等傳染性物質的通道，也是潛在治療通道。過去鼻內給藥的使用主要限於治療季節性鼻炎或呼吸道傳染病等局部症狀，但如今鼻腔給藥也可作為治療心血管等全身症狀的替代途徑而受重視。

第一節 鼻嗅覺可直接刺激大腦深化感官知能

　　鼻子是身體重要結構和複雜功能的五官，也是視覺、嗅覺、味覺、聽覺、觸覺之五感之一。功能除呼吸過濾、加濕和溫度控制通道外，嗅覺也可測試食物酸敗或美味程度、對生活、環境、性愛、娛悅、喜惡、聞香、情緒都有影響。

　　鼻腔可從鼻孔到鼻咽分呼吸區、嗅覺區、前庭區等三個區域。呼吸區具鼻甲褶皺，可過濾和加濕吸入肺部的空氣，具良好血管分佈和表面積，為全身給藥的重要位置。嗅覺區位於中樞神經系統的鼻腔頂部，有助於穿透血腦屏障，人類可辨識萬種以上不同氣味，嗅覺辨識與神經傳遞不僅可嗅聞食物、影響食慾、檢測、甚至與性荷爾蒙有關，且嗅覺是五感中可將刺激傳到大腦與記憶相連的傳遞，人對氣味感覺也易受情感和環境左右，有時雖無法形容氣味，卻能享受伴隨氣味而來的愉悅感，例如，母親懷裡的氣味或情人的氣味等。人生病時，常會嗅覺消失，若不明原因聞不出氣味即稱失嗅，是臨床上的重要病灶指標（如新冠肺炎感染），因此可知嗅覺對身體健康有非常重要的關聯。嗅覺區域的鼻腔與鼻竇相連，能減輕頭部重量、清潔和加濕吸入空氣及改善聲音和語言的共振功能等。而前庭區則包含鼻毛、鱗狀上皮細胞和纖毛細胞等。

　　鼻吸入氣體或氣味後，傳遞到嗅覺細胞，再將訊號傳遞給嗅覺神經，於大腦中產生嗅覺。鼻腔被很薄的黏膜覆蓋、黏膜血管分佈好、高滲透性、高脈管系統、低酶環境、藥物

分子可快速地穿過上皮細胞層直接轉移到全身血液循環，無需肝臟和腸道的首渡代謝，有些小分子藥甚至可在 5 分鐘內達到效果。鼻粘膜也是一個非常血管化且易接近區域，是由纖毛細胞、粘液腺和杯狀細胞組成的非角化上皮，也負責產生和儲存鼻粘液。若出現阻塞或感染，就可能嗅覺失靈，常見原因包括病毒感染所引發之流感、新冠肺炎、過敏性鼻炎、鼻竇炎、腫瘤、藥物性鼻炎等。

第二節 鼻內給藥是無創傷的給藥途徑 [107,108]

鼻子的各項生理條件、劑型因素、藥物選擇，都會影響藥物在鼻腔的吸收。

鼻內給藥是沒有創傷的給藥途徑，可廣泛用於鼻炎或鼻息肉的局部治療。由於藥物可通過鼻粘膜吸收到全身循環中，因此也可用於需全身的急性或慢性疾病。鼻內給藥有給藥容易、起效迅速和避免首過代謝等優點，因此在臨床的疼痛治療，也提供了鴉片類藥物替代方式，如目前批准的鼻內給藥之止痛藥（含芬太尼 fentanyl 噴鼻劑），即利用鼻粘膜快速吸收而用於治療癌症疼痛，或用於鴉片類藥物過量的納洛酮（naloxone）或兒童癲癇發作的咪達唑侖（midazolam）等救援藥物。如需快速緩解嚴重症狀，並且患者處理注射能力受損時，這優點尤其重要。而用於治療偏頭痛的鼻內曲

坦類藥物（intranasal triptanes）、和用於緩解噁心的昂丹司瓊（ondansetrone）也是這類藥物的例證。

從鼻到腦的藥物輸送（nose-to-brain-delivery）已引起科學家極大興趣。在某些情況下，鼻內給藥在治療中樞神經系統和相關疾病可能比其他給藥途徑更有效，因可將藥物送到中樞神經系統，繞過血腦屏障，與傳統口服藥物相比，此方法可直接通過嗅覺或三叉神經進入中樞神經系統。因為大腦和鼻腔間直接連接，對治療神經障礙疾病時，口服藥無法有效地將藥物輸送到中樞神經系統，因大腦中有血腦屏障會限制血管通透性，一般藥物是無法通過的。

第三節 鼻腔給藥常用於感冒過敏反應鼻炎和鼻塞

臨床上最常應用於鼻腔給藥的藥物就是抗組胺藥（anti-histamines、如氮卓斯汀azelastine、左卡巴斯汀levocabastine、奧洛他定 olopatadine），皮質類固醇（corticosteroids、如莫米松 mometasone、布地奈德 budesonide、氟替卡松 fluticasone）及鼻血管收縮劑（去鼻充血劑、如羥甲唑啉 oxymetazoline、木甲唑啉 xylometazoline、萘甲唑啉 naphazoline）等，這些都是治療感冒、過敏性鼻炎症狀，（如鼻道充血、流鼻涕、打噴嚏、瘙癢或腫脹等）、季節性鼻炎和鼻塞的一線藥物，藥物作用快速且僅局部起作用，全身吸收低。

鼻噴劑之局部給藥相較於口服雖有很多優點，但如長期使用減充血劑治療鼻塞，可能使鼻腔黏膜產生反跳現象的反彈性鼻炎，如初次使用可緩解鼻塞約 8~10 小時，隨使用時間延長，緩解鼻塞時間會逐漸縮短，使用頻次就會增加，長期使用後果就是當鼻腔黏膜接觸到藥物時，鼻腔充血腫脹反而加劇，導致更嚴重鼻塞，反造成藥物性鼻炎，所以要留意藥物的使用說明，血管收縮類的藥物切勿連續使用超過一週。

鼻子是非常有效的過濾器，多數微粒都會留在鼻腔內，只有小於 10 微米（μm）之微細顆粒，才能在鼻呼吸到達下氣道。而多數噴霧泵產生平均粒徑為 40~100 微米氣溶膠細霧，會沉積在鼻腔中。藥物顆粒大小應與鼻噴霧液滴大小相同，且須是安全的（無細顆粒，良好的沉積），顆粒才能在粘液層內快速溶解，避免細顆粒沉積在肺部。目前幾乎所有鼻內給藥之藥物都是液體，只有一些消遣性毒品為粉末，長期使用粉末製劑可能會導致粘膜過度刺激，長期使用應謹慎考慮。

第四節 常見類固醇鼻腔噴霧劑 [109]

　　類固醇鼻腔噴霧劑也稱皮質類固醇鼻腔噴霧劑，是噴入鼻子的消炎藥。用於治療包括：花粉熱、鼻竇炎、非過敏性鼻炎和鼻息肉等。此外，用於治療季節性鼻炎的另一類藥物即是類固醇製劑，臨床上也有許多批准的類固醇鼻噴劑，都可做為抗發炎藥物。能有效改善鼻黏膜發炎，緩解打噴嚏、流鼻水、鼻塞、眼睛癢等局部症狀，且劑量低，副作用少，但作用較緩慢，需連續使用一週以上才能達最佳效果，使用時應遵醫囑，規律並長期控制，才會有顯現療效。

　　有些病人擔心鼻噴劑中的類固醇會被人體吸收，產生各種副作用。事實上，各類固醇吸入劑被吸收至血液可能藉由吞入或鼻黏膜吸收，鼻腔內黏膜纖毛清除作用快，且鼻內黏膜吸收表面積小，藥品經由鼻腔吸收進入血液量相對劑量極低，因此不須擔心鼻腔用類固醇全身性吸收所造成身體許多系統的副作用。

　　常見類固醇鼻噴霧劑包括：倍氯米松（beclomethasone）、布地奈德（budesonide）、氟替卡松（fluticasone）、莫米松（mometasone）等，如使用正確且劑量正常，通常不會引起明顯副作用。但副作用可能包括：鼻子有刺痛或燒灼感、鼻子乾燥和結痂、喉嚨乾燥、發炎、口中難聞的味道、鼻子發癢、發紅和腫脹、流鼻血等。但還是要注意，不要在沒諮詢醫師藥師情況下連續使用超過一個月，因長期過度使用仍會增加副作用風險。

類固醇噴霧劑需使用幾天時間才能發揮作用，當第一次使用時，可能無法立即緩解症狀，某些人可能需長達 2 週或更長時間才能獲最大藥效。如果將噴霧劑用於花粉熱，最好在花粉熱季節開始前至少一周開始使用，因藥物需透過減少鼻子中的腫脹（炎症）和粘液起作用，而藥物主要作用於鼻腔，所以對身體其他部位影響甚微。

第五節 鼻腔給藥研究開發其他疾病的適應症

雖然鼻粘膜為藥物吸收提供表面積，但鼻腔給藥之藥物吸收和生體可用率仍取決於藥物性質、藥物配方、藥物劑型和遞送裝置而定。

鼻腔給藥的應用目前也正廣泛研究及開發其他的適應症，例如偏頭痛、頭痛、麻醉疼痛感、癌症疼痛、疼痛管理、鎮靜劑、感染預防（減毒活流感疫苗）、鼻內催產素、鼻內降鈣素（治療骨質疏鬆症）、激素替代療法（不孕症、更年期、雌激素療法）、抗利尿激素（治療尿崩症、遺尿）、瘦素（降低食慾的減肥應用）、酒精戒斷、神經性厭食症、創傷後應激障礙、自閉症、焦慮症、精神分裂症、睡眠障礙（失眠）、戒菸、心絞痛、腦腫瘤、神經退行性疾病、阿茲海默症和癲癇發作等神經系統疾病之緊急治療等。

尤其在治療抗偏頭痛及阿茲海默症等神經系統疾病，鼻

腔給藥得到醫藥界越來越多的重視，因為它可繞過血腦屏障和首渡效應，是一種非常有潛力的有效給藥途徑。然而，無論給藥途徑如何，在大腦中實現持續和有效性的藥物傳遞仍具挑戰，此外，還須改進鼻腔製劑的分佈模式、賦形劑和吸收促進劑的組成，來解決諸如液滴大小、製劑物理化學性質、非水性製劑的快速粘膜清除和鼻粘膜吸收的限制，並還要避免肺沉積的不良作用，因此還需非常長的時間來實現此一理想給藥途徑。

第八章

藥物關係學：食道
藥可傷食道也可能致癌[110-113]

　　食道是人體消化道一部分，上接咽喉，下通胃部，具輸
送食物或藥物功能，尾端與胃相接處為賁門，有賁門括約肌
防止食物及胃酸逆流到食道。

　　當食道有食物通過時會擴大，藉食道壁的肌肉進行像波
浪般蠕動，將食物推入胃中，食道會分泌黏液，讓食物容易
通過。食道在入口、支氣管交叉處及貫穿橫膈膜的部分比較
細窄，如未充分咀嚼或沒用水進行吞嚥時，食物或藥物就很
容易卡在這三個地方。而位於食道和胃的賁門括約肌，在吞

嚥時會允許食物進入胃部，但還是有些藥物會干擾括約肌作用，增加胃內高酸性食糜物倒流或回流食道的可能性，也就是所謂的胃食道逆流．此症狀通常和患者年齡、食道蠕動、藥片大小、外在環境、食物種類或壓力有關。

第一節 吞嚥動作是一連串複雜肌肉運作

吞嚥動作是非常複雜的過程，需要口腔、口咽、下嚥和食道多塊肌肉精確的協調運作，當病人因機能、構造或心理原因，造成進食時食物不易咀嚼、吞嚥或容易嗆到，即為吞嚥困難。症狀包括口咽腫塊、聲音沙啞、吞嚥困難及頸部腫塊等。

吞嚥困難是臨床上常見的症狀，也是一種警訊，可能有良性或惡性原因，需臨床醫師評估以確定病因並給予適當治療。吞嚥困難在老年族群尤其常見，因衰老會對吞嚥過程的口腔、咽部和食道產生負面影響。但有些老年患者所發生的吞嚥困難，不一定歸因於衰老，可能是因輕微的運動性生理變化，所引起機械性阻塞或運動障礙，因而阻礙口服藥物的攝入，對患者和醫師都造成困擾與挑戰。

唾液分泌減少也使情況變更糟，可能因吞嚥困難而導致營養不良、體重減輕和因減少喝水的脫水，此外，進入食道的食物或液體殘留也可能造成呼吸道感染。值得注意的是，

據報導療養院有很多患者出現吞嚥困難，65 歲以上老年人，吞嚥困難的比率約 7~13%，患者因中風或認知功能障礙或神經退行性疾病影響也會增加吞嚥困難的比率。容易造成吞嚥困難的疾病如：中風、巴金森氏症、多發性硬化症、頭頸癌（食道癌、口腔癌、喉癌）等，

第二節 吞嚥困難就無法有效使用口服藥物

　　診斷食道吞嚥困難的原因，應評估食道癌的危險因素，例如：是否有吸煙、家族史和酗酒習慣等，也應評估是否有帕金森病、糖尿病、腦血管引起的併發症等。對食道吞嚥困難患者，如因吞嚥困難造成治療困難時，可考慮改變藥物配方、給藥途徑或其他方案解決。如果液體吞嚥沒有困難，用水或液體服用藥物（事先不溶解藥物）就足夠，如果無法解決就可能須改變藥物配方。

　　如果患者無法吞嚥口服藥物，也可考慮透過注射、吸入、口腔、舌下、直腸或經皮途徑來給藥。但肌肉內、皮內或皮下給藥通常不適合長期給藥，因會引起不適。雖然吸入給藥也是有效安全，但這形式使用的藥物卻較少，例如只有抗膽鹼能藥（anticholinergics）、皮質類固醇（corticosteroids）、$\beta 2$- 腎上腺素激動劑（$\beta 2$-adrenergic agonists）、尼古丁（nicotine）等。此外，利用經粘膜給

藥（如口腔、舌下、鼻內）也可替代口服藥物，特別是需快速起效，如硝化甘油（nitroglycerin）、止痛鴉片類藥物（opioids）等。也有不同配方可選擇，例如：強效類鴉片止痛劑之芬太尼棒棒糖（fentanyl）、尼古丁口香糖（nicotine）和睪酮貼劑（testosterone）等。

口腔分散製劑也是吞嚥困難患者的考慮，因為易於使用且價格低廉。製劑在被吸收前要溶解在唾液中，因此不適合口乾症患者。但須注意藥物若通過口腔粘膜快速吸收會導致血清水平上產生峰值效應，從而增加副作用風險。但許多此類藥物具令人不快的味道，需甜味劑來掩蓋味道，除糖配方和人造甜味劑外，也常使用山梨糖醇，但可能因對腸道黏膜的滲透作用而引起腹瀉。但值得注意的是，在給藥前將錠劑藥物壓碎後分散在水中是不受鼓勵的，因會影響藥物製劑的完整性，並影響藥物的動力學特性、治療效果、環境汙染和其他副作用等缺點。

雖然口服給藥對多數人是又方便又安全。但為避免藥物沾黏在食道，吃藥時一定要配水及直立上半身，以方便藥物順利滑進胃部。如出現吞嚥藥物困難時，留在食道中的藥物就可能因沾黏導致食道潰瘍、出血、穿孔和狹窄等食道損傷風險。引起食道黏膜損傷可能是服用低酸鹼 pH 值藥物、延長的食道轉運時間、局部化學性食管炎或受藥物本身理化性質而致。在食道吞嚥困難中，藥物的局部刺激作用也會因藥物長期暴露於病理性狹窄部位的食道壁而加劇。

第三節 **導致食道損傷的藥物就是食道損傷殺手** [114]

　　服用處方藥或非處方藥片而導致的食道損傷，在病理上的表現為食道近端和中部三分之一間的發炎和潰瘍，可能是因主動脈弓壓縮了該區域。臨床上，就出現吞嚥疼痛，有時也會出現無痛的吞嚥困難。

　　最可能引起食道炎的藥物是四環素類藥物（tetracyclines），尤其是強力黴素（doxycycline）、非類固醇消炎藥（NSAID），如萘普生（naproxen）、阿司匹林（aspirin）、緩釋鉀氯化物（slow-release potassium chloride）、鐵片（iron tablets）（如硫酸亞鐵或琥珀酸鹽 ferrous sulfate or succinate）和阿崙膦酸鹽（alendronate）。而多數發生藥丸性食道炎的人，發病前的食道功能正常且無症狀，但值得注意的是，患者年齡增加、食道蠕動減少、藥片大小增加和外在壓迫都是危險因素，一些片劑和膠囊的成分可能對食道造成腐蝕性損傷，其中藥物的溶解可能導致局部酸（在四環素或硫酸亞鐵的情況下）或鹼性（苯妥英、phenytoin）環境下，所產生的局部組織損傷。

　　特別是某些藥物會導致食道損傷，如抗生素和非類固醇類消炎藥。相對較大的片劑，如克拉黴素（clarithromycin）、布洛芬（ibuprofen），都會增加滯留在食道的風險，尤其是有食道吞嚥困難的患者。藥物會導致食道損傷的藥物，也包括治療心律不整之奎尼丁（quinidine）、治療低血鉀症之氯化鉀、抗氧化維生素 C（vitamin C）、治貧血之鐵劑和治骨質

疏鬆症之阿侖磷酸（alendronate）等。在食道吞嚥困難中，藥物的局部刺激會因藥物長期暴露於狹窄的食道壁而加劇，也會增加滯留在食道的風險造成食道吞嚥困難。

具抗膽鹼或多巴胺作用的藥物，也可能對食道下括約肌造成生理損傷，導致或加重胃食道逆流症狀，最後導致吞嚥困難。此外，這些藥物易引起口乾症，因此喪失唾液潤滑而導致吞嚥困難。而服用抗精神病藥物引起的吞嚥困難，患者的特徵是藥物誘發的帕金森症，表現為運動遲緩和僵硬，也是運動障礙症候群的第二大病因，更是老年族群中常見的巴金森氏症的誘發因素之一。

老年人尤其要注意使用局部或全身免疫抑制劑也會增加食道感染風險，尤其是病毒或真菌感染。其他如吸入之類固醇藥物和用於器官移植後之免疫抑制劑，也可能導致食道念珠菌或病毒感染。這是因藥物治療成效不彰，發現食道有白色斑點，可能是食道黴菌感染。常見於治療哮喘的吸入性皮質類固醇而引發之食道念珠菌感染，因此建議患者用藥後要漱口和用水沖洗以避免感染併發症。

第四節 胃食道逆流也可能是藥物引起的

另一類須注意的是引起食道逆流的藥物。因為胃食道逆流可能導致食道炎、食道狹窄、喉嚨發炎、咳嗽等臨床常見

症狀。

　　吸菸、嚼食檳榔和重度飲酒也會增加誘發食道癌風險。近年來，嗜酸性食管炎、胃食道逆流、食道癌的發病率顯著增加，且缺乏有效治療。而容易引起食道逆流的藥物，包括：血管擴張作用的硝酸鹽（nitrates）、治療呼吸系統疾病的茶鹼（theophylline）、降血壓之鈣通道阻滯劑（calcium channel blockers）、抑制副交感神經引發作用的抗膽鹼藥（anticholinergics）、三環類抗抑鬱藥（tricyclic antidepressants）、莨菪鹼（hyoscine）、溴丙胺太林（propantheline）等。

　　此類抗膽鹼藥物，從常用之感冒藥、暈車藥、含抗組織胺的抗過敏藥物、膀胱過動症、腸胃痙攣、憂鬱症、抗精神病藥、癲癇，和巴金森氏症藥物，都可能含有此類成分。此外，也有些藥物可能會引起胃食道逆流，例如常見的阿斯匹林、非普拿疼的消炎止痛藥、鎮靜劑、血壓藥、抗憂鬱藥物、抗骨質疏鬆藥物、部分抗生素等，如發現藥物可能會導致胃食道逆流，務必與醫師藥師討論調整藥物或更換其他藥物。

第五節 服藥後姿勢也可能影響藥效 [115]

　　2022 年，約翰霍普金斯大學研究團隊最新的研究發現，

服藥後右側臥效果最好。因右側臥才可將藥物送入胃的最深處，其溶解速度比直立快 2.3 倍，相反的，服藥後左側臥則效果最差。

多數藥物在胃腸道未溶解前是不會發揮藥效的。藥物越靠近胃後部之胃竇時，才開始崩解溶解，然後才會通過幽門，進入十二指腸吸收。因此，口服用藥容易受自然重力和胃的不對稱性切力影響。而胃在進食狀態的動態生理環境中，口服劑型與食物一起服用時，有可能會影響藥物的生體可用率。

因胃在收縮時，會產生複雜的物理效應與切力作用，產生不同的溶解效率及進入十二指腸的不均勻排空效應。研究發現，重量不同的藥物在胃中的溶解位置也不同，但藥物活性成分的分佈卻相似；較重的藥物在胃的溶解速率較快；針對藥物密度與活性成分，排空速率影響的實驗也發現，較重的藥物比輕的藥物高三倍。

此外，研究四種服藥後的姿勢發現，服藥後右側臥效果比左側臥好。因為，較重藥物進入胃部的位置，取決於受力方向，也取決於身體姿勢。如果，服藥後躺下，較重的藥物比較容易沉在胃的中部，而不是幽門附近，導致排空速度較慢。服藥後右側臥則生體可用率會最好，可將藥丸送入胃的深處，溶解速度也比直立快許多。此研究意外發現，服藥後身體姿勢對藥丸溶解率竟有如此大的影響。一般民眾可能沒想過，吃藥後的姿勢會影響藥物的吸收。即使胃部姿勢的些微變化，也會導致口服藥物的藥效出現顯著差異。所以，對

老年人、嬰幼兒、久坐、住院、睡前服藥或臥床的長照病人來說，還是建議服藥後，如要躺下或休息睡覺，向右側臥才會產生較佳的藥效。

第九章

藥物關係學：胃酸鹼pH值是藥物吸收關鍵[55,75,114,116-125]

　　胃酸是胃分泌的主要消化液，幾乎能分解所有的食物及藥物。其 pH 值為 1.5 ～ 3.5，由鹽酸（HCl）、氯化鉀、氯化鈉組成，有消化分解蛋白質的作用。許多微生物、細菌、病毒在酸性環境中會受到抑制或破壞，可防止感染或並保護我們免受病原體侵害。

　　胃酸也能促進鐵的吸收，因此，干擾胃酸分泌會對鐵的吸收產生影響。鐵也是生命不可或缺的必需元素，但如胃酸不足，將無法分解蛋白質吸收鐵，鐵的吸收將減少。鐵

離子在消化和吸收過程中會經歷兩個重要氧化態變化。第一個變化發生在胃：胃酸將不溶性三價鐵（Fe^{+3}）還原為亞鐵（Fe^{+2}），還原劑有助於此過程，如抗壞血酸（維生素 C）。因還原很重要，亞鐵（Fe^{+2}）比三價鐵（Fe^{+3}）更容易從配體上解離。第二個變化發生在十二指腸：在鹼性環境中，血紅素直接被粘膜細胞吸收，在細胞內鐵會解離。游離亞鐵（Fe^{+2}）被氧化成三價鐵（Fe^{+3}），在所有鐵營養狀態下，粘膜細胞會吸收三價鐵（Fe^{+3}）。膳食鐵有兩種主要形式：血紅素鐵主要存在於紅肉中，是最容易吸收的形式；其他形式的鐵與食物的某些有機成分結合，烹飪會破壞相互作用並增加鐵的可用性。

胃酸不足的原因可能有：壓力、幽門螺桿菌感染、胃酸抑制劑的長期使用（如質子泵抑制劑 PPI）、遺傳因素、鋅、B_6、B_1 缺乏症、長期純素和素食飲食、自行處方營養補充劑等。

第一節 胃是用強酸消化的重要器官 [126]

影響藥物吸收的重要因素是胃腸液的 pH 值。胃具有三個功能：臨時儲存食物、收縮並放鬆以混合和分解食物、產生的酶來消化食物。

胃是肌肉發達的中空器官。整個消化系統由一根從口腔

延伸到肛門的肌肉管組成。在食道向胃為賁門，酸性胃液可能會進入食道，導致胃灼熱或炎症。胃出口處形成幽門，食物在幽門管中傳到小腸。胃壁由幾層粘膜、帶有血管和神經的結締組織及肌肉纖維組成，內粘膜有微小腺體，產生消化酶、鹽酸、粘液和碳酸氫鹽。

胃蛋白酶在消化蛋白質非常重要，在酸性 pH 值下具有活性，但在 pH 值高於 4 時會迅速失去活性。正常成人每天分泌胃液量約 1.5~2.5 公升，此分泌量會隨年紀或其他因素影響，空腹時胃液之酸鹼 pH 值約 1.5~3.5，屬強酸，飲水或進食後，酸鹼值會增加，胃 pH 值可增加到 3~6，變弱酸。胃的 pH 值也會影響藥物分子的解離狀態，進而影響藥物吸收。

胃常見疾病包括：胃潰瘍（胃內壁的侵蝕導致疼痛和出血）；胃炎（胃部炎症）；胃食道逆流症（GERD）（當胃內容物到達食道時，會導致胃灼熱或咳嗽）；胃輕癱（影響胃部肌肉收縮的神經損傷）；消化不良（上腹部不適、疼痛或灼熱）；消化性潰瘍病（胃部或十二指腸潰瘍）；胃癌（癌細胞在胃中不受控制地生長）等。

第二節 常見胃藥多是制酸劑

制酸劑（antacids、抗酸劑）是一類中和胃酸的藥物。

幾乎都含有鋁、鈣、鎂或碳酸氫鈉等成分，作為鹼來抵消胃酸使其 pH 值更中性。但常用制酸劑和抑制胃酸藥，消化反而會受損害，更容易發生感染及影響營養吸收。

制酸劑主要治療：消化不良、胃灼熱、胃食道逆流、胃潰瘍、胃炎等。雖可迅速緩解症狀，但制酸劑並非根本治療，因此不建議長期使用。因臨床上或媒體廣告常見的胃藥，多是制酸劑，主要作用是中和胃酸，抑制胃壁黏膜之胃蛋白酶對蛋白質的分解活性，提高 pH 值，可能會誘發幽門分泌胃泌素，增加食道下方括約肌的張力，緩解上消化道胃的不適。所以，正確使用時機是在胃酸分泌過多，引發潰瘍或胃不舒服時使用才較適當。

但胃酸其實是要幫助食物或藥物的分解和消化，此強酸環境也是人體抑制細菌生長與預防腸道感染的重要關卡，如果無法維持足夠強酸度，也可能造成消化不良或腸胃感染等症狀，因此，維持胃的強酸環境是很重要的，千萬不要隨意濫用制酸劑來改變胃酸之酸鹼值。

臨床上雖有多種治療胃灼熱藥物，但要請醫師確診是否為胃食道逆流。除生活方式改變外，用於治療胃灼熱的非處方藥就包括制酸劑，主要是中和胃酸以減少胃灼熱、胃酸、消化不良和胃部不適。制酸劑雖可緩解由胃酸逆流引起的胸部或咽喉部位之灼痛、口中有苦味、持續乾咳、躺下時疼痛和反流等症狀。但須注意制酸劑可能含舒胃錠（simethicone），這是口服抗發泡劑，用來緩解腹脹氣及腹部氣體壓力過高引起不適，幫助身體排出氣體，也是讓腹中食

物消化產生的小氣泡凝聚成更大氣泡，藉放氣或放屁排出。

　　須注意的是：制酸劑如含有鎂則易引起腹瀉；如含有鋁則易引起便秘。常用包括：氫氧化鋁凝膠（aluminum hydroxide gel）、碳酸鈣（calcium carbonate）、氫氧化鎂（magnesium hydroxide、氧化鎂乳）、嘉胃斯康（gaviscon）、健胃仙錠（celusil）、美樂事（maalox）、喜滿佳（mylanta）、碳酸二羥鋁鈉（rolaids）、次水楊酸鉍片（pepto-bismol）等。有些制酸劑也可用於治療其他症狀，例如：含鋁之制酸劑：可降低升高的血磷酸鹽並防止腎結石形成。含碳酸鈣之制酸劑：可治療缺鈣。含氧化鎂之制酸劑：可治療缺鎂症狀等。

　　此外，部分藥物會導致延遲胃排空的時間。此類藥物類型包括：制酸劑的氫氧化鋁（aluminum hydroxide），長期使用可能導致便秘；抗膽鹼藥物（anticholinergic drugs），常用於治療抑鬱症、睡眠障礙和尿失禁，如 benadryl（diphenhydramine）、三環類抗抑鬱藥（tricyclic antidepressants）、巴比妥酸鹽（barbiturates）、肌肉鬆弛劑（muscle relaxants）和苯二氮卓類藥物（benzodiazepines）；及用於治療胃食道逆流（GERD）之 H2 受體拮抗劑（H2 receptor antagonists）等。

第三節 被下架的酸鹼體質理論 [127]

　　過去曾有專家提出酸鹼體質理論，論述人的體質有酸性體質，鹼性體質，食物分酸性食物，鹼性食物，喝弱鹼性水對健康有好處，少吃肉類並多吃蔬菜來調整體質為鹼性，以維持健康。事實上，提出酸鹼體質理論的楊恩（Robert O. Young），已於 2018 年被美國聖地牙哥法院因詐欺而被判決罰款，酸鹼體質理論其實早已被公告下架。

　　因為人體每個部位器官或體液的酸鹼值都不相同，用 pH 值來判斷全身健康的確是偽科學，一般健康人的血液酸鹼值，受許多生理機制調控，須維持弱鹼範圍（pH 7.35~7.45），並不會因攝取酸性或鹼性食物而改變，喝檸檬水或醋可調整體質的說法，在酸鹼體質理論是不適用的。

　　也有些許研究認為鹼性飲食可減少許多疾病風險，但所謂鹼性飲食是：大量蔬菜、水果、全穀雜糧類等全食物，或減少紅肉攝取量等，這些飲食內容是可提供豐富膳食纖維、微量營養素與植化素，非常符合營養均衡概念也對健康有益，但不是因鹼性食物所造成的影響。本書在描述上消化道及下消化道時，也會提到部分位置的酸鹼 pH 值，其實也是提醒讀者，身體酸鹼 pH 值變化的奧妙。

　　胃的上皮表面積，因粘液層較厚且轉運時間短，會限制藥物的吸收。

　　首先討論的是，胃酸的酸性環境是有利於酸性藥物、鈣、鐵、維生素 B_{12} 的吸收，此酸性環境可幫助藥物粒子的濕潤作用和錠劑之包衣膜層親水化後的滲透吸收及擴散。鈣的溶解度是考慮鈣是否能吸收的先決條件，也取決於胃酸之 pH 值，研究認為胃酸分泌和胃的酸度，使腸道從攝入的食物或鈣鹽中吸收鈣非常重要，如降低胃酸度，可能會影響對鈣的有效吸收，因此，對維持骨骼健康或骨質疏鬆是要考慮鈣溶解度的因素。此外，因胃表面積較小，藥物又不會在胃停留太長，但有些藥物會被胃內的 pH 值離子化，造成吸收效果不好，也有某些藥物甚至會被胃內的 pH 值降解而降低活性，反而使藥物的吸收變少。

　　因此，另一個影響口服藥物吸收的是，胃腸道所分泌的粘液，此粘液是由水和蛋白聚醣的粘蛋白分子組成，帶有負電荷，可充當潤滑劑，也會促進消化食物或藥物通過，並保護胃腸道黏膜組織免受病原體和機械應力的影響。

　　有些藥物標榜是延長劑型，就是希望增加在胃中的停留時間，尤其是考慮有利於在胃或上消化道吸收的藥物，或在腸液中存在溶解度問題的藥物特別有幫助。因為，藥物製成緩釋或控釋藥物輸送劑型的目的，就是為了藥物能在胃中緩慢釋放有效成分，延長藥物在胃或小腸中的溶解和吸收時

間，好處是可減少全身藥物濃度的波動，並透過最大限度減少所需的劑量，提高患者對藥物的依從性。理想情況下，胃滯留劑型應在胃中停留一段特定時間，並能從體內清除。例如，此類藥物應該由可生物降解的成分組成，或在預定的時間後可分解成更小的成分或溶離出有效成分。

食物會影響藥物的吸收，可能減少、增加、延遲或加速藥物的吸收。因為食物會影響胃腸功能，例如，胃排空、腸道轉運時間、膽汁分泌、胃 pH 值變化和肝血流量增加。此外，也可能改變藥物的理化特性，例如，溶解度、腸道通透性、顆粒大小和溶出曲線。例如，高脂肪膳食會增加胰酶（膽囊收縮素）的濃度，從而刺激胃腸道內膽囊分泌膽汁，這有助於藥物的增溶及其從胃腸道內腔的吸收。目前已知葡萄柚或柚子已被研究證實會影響藥物作用，因為葡萄柚或柚子的成分中，呋喃香豆素（furanocoumarin）會抑制小腸及肝臟中的代謝酵素作用長達數小時甚至數天，導致藥物血中濃度升高，反而增加不良反應機率。

第五節 藥物在胃部停留運轉會影響藥效

從藥物代謝的研究證實，細胞色素 P450 3A4（CYP3A4）酶的抑制與這些果汁的藥物轉運和代謝抑制作用有關，其中一些果汁中成分，例如，類黃酮（flavonoids）和呋喃香豆

素，會抑制 P- 糖蛋白（P-glycoprotein, P-gp）和有機陰離子轉運蛋白所致。

　　有些藥物建議空腹服藥，有些藥物建議飯後服用，有些藥物則餐前飯後皆宜，所以，服藥前還是看清楚藥袋或仿單上的注意事項。另一個要考慮的因素是藥物在胃部停留運轉的時間長短，這會因年齡、身體姿勢、性別、滲透壓、食物攝入量、藥物劑型而有所變化，從幾分鐘到幾小時不等。例如，在禁食狀態下，胃轉運的範圍可從 0 到 2 小時，在進食狀態下則可延長至 6 小時，胃的這些特性會影響藥廠對藥物的配方和設計，因多數藥物吸收是在小腸而不是胃，胃排空時間反而是關鍵的限速步驟，因此，我們可歸納胃排空時間、胃蠕動、食物種類、胃酸等因素都是影響藥物吸收的重要因子。

　　但健康人的胃腸道特性，並不適用於所有人來探討影響藥物吸收的所有條件。因為其他非疾病依賴性病症（如年齡、性別、種族、遺傳因素、肥胖、懷孕等）、胃腸道疾病（如潰瘍性結腸炎、乳糜瀉、胃腸道癌症、乳糖不耐症、幽門螺桿菌感染和胃腸道傳染病等），及改變胃腸道狀況的全身性疾病（纖維化、糖尿病、帕金森病、腸病毒感染、腸胃炎和危重病等），都可能改變藥物在胃部的吸收。

第六節 非類固醇消炎藥物可能引起胃壁損傷 [117]

　　最常見引起胃壁刺激而造成藥物性損傷的就是非類固醇消炎藥物（NSAIDs）。

　　原因是此類藥會影響胃內壁黏膜細胞，黏膜是覆蓋在胃部，保護其免受刺激性消化液的侵害，非類固醇消炎藥物會破壞粘液產生，導致粘膜層薄弱，引起胃酸及消化酶刺激胃內層發炎，當演變成胃炎時，就會導致胃出血、胃潰瘍，甚至胃穿孔。常用於消炎止痛之藥物，大致可分為兩類：第一類是用於止痛退燒之阿斯匹林（aspirin）及乙醯胺酚（acetaminophen、paracetamol）。第二類藥物的止痛作用較強，兼具解熱、止痛及消炎功效，常用於風濕性關節炎、痛風、神經性肌肉、軟組織發炎及疼痛（如頭痛、牙痛及經痛）等，常用藥物有布洛芬（ibuprofen）、吲哚美辛（indomethacin）及萘普生（naproxen）等。

　　此類藥物的刺激可能導致胃壁發炎、潰瘍、出血或胃壁穿孔等，長期服用治療炎症和慢性止痛藥的患者，特別容易受非類固醇消炎藥物刺激，造成消化性潰瘍和相關胃炎風險。此外，對食道造成局部損傷的藥物也可能引起胃炎，這損傷可能無症狀，但內視鏡檢查時，經常發現服用此類藥物患者的局部性胃損傷的所謂藥物性胃炎。臨床症狀包括：噁心、腹痛、嘔血和黑便（如潰瘍嚴重）。噁心是一種非特異性症狀，可能是局部損傷、胃輕癱，甚至是對中樞神經系統的化學作用的結果。

第七節 **胃食道逆流原因及飲食療法** [10,124,129,130]

胃食道逆流（GERD）是最常見的胃腸道疾病，是指胃酸長期不正常地向上反流，進入食道甚至口腔的症狀，常合併下食道括約肌功能異常，且因逆流造成食道黏膜損傷，臨床症狀有口腔酸味、苦味、噁心、胃灼熱（火燒心）、口臭、胸痛、胸口不適、反胃、反酸、慢性咳嗽、咽喉不適、吞嚥困難、聲音嘶啞、呼吸問題、哮喘、齲齒、食道炎、食道潰瘍等。

如探究胃食道逆流真正原因，就須明瞭為何高腹內壓會將胃內容物推向食道，導致胃灼熱和逆流。原因之一就是當進食碳水化合物，尤其是精製碳水化合物（如麵包、蛋糕、甜點、麵條，白飯、含糖飲料）在胃中膨脹時，就容易造成逆流。當發生時，其實並不是因胃酸過多，而是因胃酸過少，胃內壓力增加導致胃酸被推到下食管括約肌，少量的酸會刺激括約肌，導致胃灼熱和逆流症狀。此外，還有其他因素也會造成胃食道逆流：藥物因素（如肌肉鬆弛劑、阿斯匹林、鎮靜劑、抗氣喘藥，及部分抗高血壓藥）、飲食習慣（嗜酒、喜吃高油脂、刺激性食物、宵夜等）、肥胖因素、情緒壓力（緊張、焦慮、高壓）、其他因素（如懷孕、氣喘、抽菸、糖尿病）等。

臨床治療多使用制酸藥物。在美國，由於胃食道逆流造成的醫療保健成本和生產力損失估計每年超過 240 億美元，其中 60% 用於藥物治療，真實數據可能更高。最新發現胃

酸抑制的潛在不良反應，會提高胃食道逆流風險。抑制胃酸與膳食鈣和鈣補充劑的吸收減少也是有關連的，可能造成骨折或感染的風險增加，這些發現導致最近對氫離子幫浦抑制劑（PPI）的用藥指南進行了討論及修改，所以常用抑制胃酸的藥物必須格外注意，最好諮詢臨床醫師後再行使用。

　　因此，飲食調整也是建議胃食道逆流患者的另類治療方法，美國國立衛生研究院和美國胃腸病學會建議，胃食道逆流患者要注意以下食物的攝取，例如總脂肪、巧克力、酒精（葡萄酒、啤酒和白酒）、碳酸飲料（汽水、可樂、軟飲料）、柑橘類（水果、果汁）、番茄製品（新鮮番茄、罐裝番茄、番茄汁）、咖啡、茶、甜點、油炸食品（炸薯條、炸雞、魚、甜甜圈）、大餐攝入量（暴飲暴食）、戒菸、戒酒、減肥等，改變生活方式並遵守飲食調整，才是改善胃食道逆流的正確方式。

第八節 胃幽門螺桿菌感染及藥物治療 [131,132]

　　幽門螺桿菌（H. pylori）是一種細菌，通常存在於胃中。感染時沒症狀，有時會引起胃炎或胃潰瘍或十二指腸潰瘍，也與胃癌有關。2015 年，估計全世界超過 50% 人口的上消化道有幽門螺桿菌，並可能發生人與人之間傳染。

　　幽門螺桿菌感染有以下症狀，包括：胃部鈍痛或灼痛、空腹時疼痛加劇、意外的體重減輕、腹脹、噁心和嘔吐、消化不良、打嗝、食慾不振、深色大便等。

　　幽門螺桿菌的治療，如果沒有症狀，暫時無需治療。如果被診斷出有幽門螺桿菌，請避免服用非類固醇消炎藥物，因這些藥物會增加潰瘍風險。其治療多是抗生素、制酸劑氫離子幫浦抑制劑（PPI）、黏膜保護劑的組合治療。聯合藥物治療通常需 14 天，在治療後至少四周進行幽門螺桿菌檢測，如測試顯示治療不成功，則可能使用另一種抗生素藥物進行另一輪治療，須依照醫師指示服藥，不可自行停藥或服用成藥。

　　臨床上通常開兩種抗生素，常見的選擇包括阿莫西林（amoxicillin）、克拉黴素（clarithromycin、服藥期間避免服用葡萄柚汁）、甲硝唑（metronidazole、Flagyl®）和四環素（tetracycline）等。

　　制酸劑氫離子幫浦抑制劑（proton pump inhibitor、PPI）：常用製劑包括蘭索拉唑（lansoprazole、Prevacid®）、奧美拉唑（omeprazole、Prilosec®）、泮托拉唑（pantoprazole、

Protonix®)、雷貝拉唑（rabeprazole、Aciphex®）或埃索美拉唑（esomeprazole、Nexium®）等。

組織胺（H2）阻斷劑：作用於胃壁細胞的 H2 接受器上，以減少胃酸產生，常用製劑包括：法莫替丁（famotidine、Pepcid、法瑪鎮膜衣錠）、雷尼替丁（ranitidine、Zantac、利爾錠膜衣錠）等。

黏膜保護劑：常用製劑包括：水楊酸鉍（bismuth subsalicylate）：可覆蓋潰瘍並保護免受胃酸作用，有時將這種藥物（如 Pepto-Bismol®）添加到上述抗生素和 PPI 組合中。也可用斯克拉非（sucralfat、硫糖鋁），來保護胃壁，但常見的副作用為便秘，嚴重副作用則包括形成糞石及腦病變。

此外也有一種較新的三合一藥物（Talicia®）在美國上市：係將兩種抗生素（利福布汀 rifabutin 和阿莫西林 amoxicillin）與質子泵抑制劑（奧美拉唑 omeprazole）結合到一個膠囊中。該藥於 2019 年 11 月初獲美國 FDA 批准，將提供一種新的治療幽門螺桿菌感染方式。

第十章

藥物關係學：小腸
藥物作用與副作用常在此發生[128,133-135]

　　藥物在胃內混合胃酸分散和攪拌崩解後，即進入與胃幽門相連的十二指腸，小腸對消化、吸收和免疫功能非常重要。

　　根據研究發現，小腸和大腸是藥物不良反應最常見的部位之一，佔所有藥物副作用的 20~40%。許多藥物會導致腹瀉或便秘，且多數會影響腸道蠕動或干擾水分吸收／分泌的機制，因為藥物在小腸和大腸副作用的高發生率，是由於小腸和大腸都受到自主交感神經和副交感神經系統間，高度微

妙的相互作用控制，參與吸收和分泌的細胞和腸道的高代謝活動，暴露於最大濃度的微生物和高濃度藥物，因此，藥物對此產生影響的可能性也最大。

　　一般來說，由於腸黏膜表面積較大，多數藥物在腸道之吸收比其他部位都更重要，特別是十二指腸黏膜。由於小腸具有絨毛和微絨毛，因此有較大表面積，使藥物吸收最快，但胃腸道內食物也會影響口服藥物吸收率。許多藥物對腸黏膜也可能有破壞作用，導致炎症，也可能伴隨糜爛和潰瘍，一旦出現炎症，就會出現血液和蛋白質流失，也可能出現吸收不良，小腸出血、穿孔的風險，研究發現對小腸黏膜造成粘膜損傷最常見的藥物還是常見的非類固醇消炎藥物（NSAIDs）。

第一節 小腸是重要的消化吸收及免疫器官 [136-138]

　　小腸是胃腸道中是最長的部分，平均長度約 6.7~7.6 公尺，可分為十二指腸（前 23~28 公分）、空腸（小腸之 40%）和迴腸（小腸剩餘之 60%）等三段，對食物消化和營養吸收非常重要，飲食中約 90% 營養及藥物由小腸吸收，並維持身體微生物及免疫穩定的作用。

　　根據研究證明，小腸內由於血管供應充足的絨毛和微絨毛的存在，腸道內容物已被證明平均以 3 厘米／分鐘的速度

通過，在腸道上部之通過率較高，迴腸則下降，平均一個藥物約需 3~4 小時才能通過整個小腸。然而，在大腸中的轉運時間要長得多，且取決於攝入的纖維量。在健康狀態下，藥物通過大腸的路徑時間估計約為 2 到 4 天。

此外，轉運或停留時間對於被轉運載體吸收的小分子藥物非常重要，因為藥物在載體密度高的位置會被有利地吸收。例如，維生素 B_2 主要通過依賴鈉的載體介導的運輸在近端小腸中吸收。因此，影響腸道蠕動的因素會影響維生素 B_2 的生體可用率。因此，口服給藥後吸收程度受胃腸道停留時間影響。所以，與健康人比，患者改變的生理參數是：胃排空率、pH 值、不同腸段轉運時間、腸表面積、腸上皮通透性、腸酶和轉運蛋白等。此外，還可觀察腸腔內液體和腸道微生物群的組成差異。

藥物在小腸的吸收主要受以下影響：藥物理化性質（如親脂性藥物和小分子吸收更快）、藥物與轉運蛋白作用、小腸表面積、腸道轉運時間、腸道血流等。幾乎所有藥物吸收都在小腸，還是因：藥物在小腸停留時間長及小腸表面積大。而腸道中的藥物吸收主要通過三種方式發生：親脂性藥物（lipophilic drugs）的被動擴散（通過細胞膜）、親水性藥物（hydrophilic drugs）的被動擴散（通過孔隙和間隙連接）、透過轉運蛋白（transport proteins）主動轉輸大分子等。

所以，多數口服藥物進入體內後，親脂性藥物能夠穿透細胞膜，水溶性藥物則穿透細胞旁間隙，透過濃度驅動的擴散和藉流體與水的組合穿過屏障。因此有利於在腸道中良好

的細胞旁吸收的藥物特性是：小分子藥物、親水性藥物、帶正電荷藥物等。

第二節 十二指腸是吸收藥物重要的一小段 [118,139]

上消化道由口腔、咽、食道、胃和小腸的第一部分（十二指腸）組成，而十二指腸是小腸非常重要的第一段。下消化道包括：小腸的空腸、迴腸和大腸的盲腸、結腸、直腸、肛門等。

將食物運送到十二指腸前，胃還充當攝入食物的臨時儲存器官，但胃的表面積小，在胃中藥物吸收很少，胃液的 pH 值在胃中呈強酸性（pH 1.5~3.5）。十二指腸首先接受來自胃的高酸性食糜，如有吃藥則混和其中，其次是來自肝臟的膽汁和胰臟消化酶的胰液，重要目的就是先中和酸性食糜，十二指腸中 pH 值升高到約 5~6，到小腸末端空腸和迴腸時，pH 值升高至 7~8。pH 值會影響藥物分子的電離程度，影響溶解、滲透及遞送的性質。

食物或藥物通過幽門到達結腸前，約有 4~10 小時可被吸收。在後段腸道中，固體食物被壓實成塊，使被動擴散變得困難，所以，藥物吸收都需在充滿液體的小腸中進行。幸運的是，多數藥物吸收很快，給藥後 30 分鐘內幾乎可達高峰濃度。在正常人群中，腸道轉運時間差異不大，且不受胃

排空的影響，多數人約需 2~6 小時。此外，須注意的是內臟血流對藥物吸收的影響，對快速吸收的親脂性藥物，腸道血流可能是限速步驟。相反，在危重病時，病人的腸道血流量可能非常差，而嚴重影響許多營養物質或藥物的吸收。

第三節 膽汁可幫助脂肪消化及脂溶性維生素及難溶藥物之吸收 [140-145]

膽汁是由肝臟產生和分泌，主要由膽汁酸、膽鹽、膽固醇、膽紅素、電解質和水組成，可通過肝總管流入膽囊並被濃縮儲存。膽汁是用來乳化和分解膳食脂肪以便能在小腸中被吸收，膽汁酸還會影響菌群平衡和腸道蠕動。當受刺激時，膽囊收縮，將膽汁送進十二指腸。膽汁中含有膽汁酸，促進脂肪和脂溶性維生素消化和吸收，多數膽汁酸又從迴腸重吸收，並在腸肝再循環過程中返回肝臟。進食時，膽汁會釋放進入十二指腸，幫助食物中的脂肪消化、分解、吸收，脂溶性維生素 A、D、E、K 的吸收。膽汁主要功能是促進脂質消化和吸收並消除體內廢物，包括膽紅素，通過分泌到膽汁和糞便中排出體外。

此消除廢物的功能，係將膽固醇轉化為膽汁酸來排除，使身體保持膽固醇的穩定。人體每天約 500 毫克膽固醇會轉化為膽汁酸從膽汁中排出，這種排除過量膽固醇的途徑非常

重要，尤其是攝入大量膽固醇時。而膽汁酸螯合劑是一種降低膽固醇藥物，即透過在小腸中結合膽汁酸增加從糞便中排除。膽紅素也是透過分泌到膽汁中而被排除，最終形成糞便深色的色素。膽汁中的膽紅素，是血紅素代謝物之一，如果膽汁滯留，膽紅素就是形成黃疸色的原因。膽汁的膽酸鹽也具有乳糜化作用，除幫助脂肪吸收外，也能增加難溶性藥物的溶解度，提高藥物吸收的速度。

根據研究指出，十二指腸由於混和胃酸、膽汁和胰液，腸液的整體成分在腸道運輸過程中，會發生物理化學變化，膽汁鹽和胰酶會影響藥物的溶解度和溶出度，尤其是疏水性藥物在腸道中的溶解度和溶出度。由於消化和吸收過程中，膽汁和胰液分泌到十二指腸腔，因此，腸液的整體成分在腸道運輸過程中將發生變化。

臨床上，膽汁無法正常排出稱為膽汁鬱積症。症狀包括瘙癢、尿色深、大便蒼白和脂肪瀉等。脂肪吸收不良可能導致脂溶性維生素 A、D、E 和 K 的缺乏，也可能出現非觸痛性肝腫大和因瘙癢引起的皮膚刮痕。症狀須經醫師鑑別診斷並製定適當治療計劃，藥物選擇可使用天然存在的親水性膽汁酸之熊去氧膽酸（ursodeoxycholic acid、UDCA）和膽汁酸螯合劑之消膽胺（cholestyramine、可利舒散）等。

第四節 胰液幫助十二指腸吸收藥物

胰臟（胰腺、pancreas）是具有外、內分泌功能的腺體。

外分泌由腺泡、導管組成，腺泡分泌多種消化酶，導管上皮細胞分泌碳酸氫鹽、鈉、鉀、氯等離子和水，合稱胰液。經導管注入十二指腸的胰液可消化糖、脂肪和蛋白質，是身體重要的消化液。

內分泌由胰島組成；胰島分泌胰島素（insulin）、胰高血糖素（glucagon）、胰多肽和生長抑素等激素進入血液。胰島素、胰高血糖素對維持血糖水平有十分重要的作用。

胰液是由胰腺外分泌部所分泌的弱鹼性消化液，pH 值約 7.8~8.4，成人每日分泌量為 1~2 升，內含胰澱粉酶、胰脂肪酶、胰蛋白酶、胰凝乳蛋白酶、胰核酸酶、胰糜蛋白酶、多肽酶、膽固醇脂酶等酵素，可中和由胃幽門進入十二指腸內的胃酸，保護腸道黏膜免受胃酸的侵蝕，鹼性環境的腸道也利於大多數的消化酶維持活性。

此外，胰液中含有鈉、鉀、鈣、鎂，磷酸鹽，及大量碳酸氫鹽等物質，胰腺與膽管的分泌物都流進十二指腸，幫助分解蛋白質、脂質及醣類等食物的消化與吸收；胰液中的鹼性碳酸氫鹽水溶液，主要功能是中和胃酸，讓小腸轉變為鹼性環境以利消化酶運作，並保護腸粘膜免受胃酸侵蝕。

胰臟在人體生理代謝中扮演協助食物消化與營養物吸收的角色。胰臟所分泌的酵素是由外分泌系統運送至小腸，執行醣類、脂肪、蛋白質等大分子的水解作用；激素（胰島素

與升糖素）是由內分泌系統運送並作用在肌肉及脂肪細胞，促進葡萄糖的吸收、肝醣與脂肪酸的合成。在此只討論胰臟的外分泌系統，若胰蛋白酶在尚未離開胰臟前就活化，因暴飲暴食過度分泌胰液，可能導致胰腺組織被分解破壞，當胰臟功能遭破壞，就可能引發胰臟發炎，嚴重還會增加胰臟癌風險。

第五節 小腸絨毛和蠕動增強藥物吸收

其實，藥物本身也可概分成極性分子與非極性分子。

由於腸道上皮細胞膜的組成、表面積和孔徑變化，較溶於水的極性分子大多會在小腸上部被吸收，而較不溶於水、又具疏水分子的藥物則可能穿透整個腸道的膜。

此外，小腸內壁有許多絨毛，增加了吸收的表面積，小腸蠕動還可促進藥物進一步崩解、分散、與小腸液充分混合，大多數藥物、營養成分與礦物質的主要吸收就在小腸。市售有些藥物如強調可延長吸收的腸衣錠、膠囊或優酪乳中的晶球，其目的就是避免胃酸破壞而設計的劑型。

小腸的蠕動運動方式包括節律性分節運動、蠕動運動、黏膜與絨毛的運動等三種。分節運動：以腸環型肌的舒張與收縮運動為主，常在一段小腸內進行較長時間，較少向前推進，使小腸內容物不斷分開與混合反覆與黏膜接觸；蠕動運

動：使內容物分段向前緩慢推進；黏膜與絨毛的運動：是由區域性刺激而發生的黏膜肌層收縮造成，有利於藥物的充分吸收。腸的運動可促進藥物進一步崩解、分散，與腸液充分混合，增加藥物與腸表面上皮的接觸面積，利於藥物吸收。從十二指腸、空腸到迴腸，一般藥物與吸收部位的接觸時間越長則吸收越好。但腹瀉時，由於腸內容物快速地通過小腸而會降低藥物吸收，也可能因腸絨毛生理功能改變而干擾藥物吸收。

　　某些藥物可影響腸道的運動速度而干擾其他藥物的吸收。如用來治療神經毒氣或殺蟲劑中毒的阿托品（atropine）、用於治療多汗症、胃、腸道或膀胱痙攣或痙攣，及遺尿之丙胺太林（propantheline bromide）等，能減慢胃排空速率與腸內容物的速率，從而增加藥物的吸收；治療噁心和嘔吐、協助胃排空、胃食道逆流之甲氧氯普胺（metoclopramide）也可促進胃排空且增加腸執行速率，因減少了其他藥物在消化道內的滯留時間，而減少這些藥物的吸收程度。

第六節 錯綜複雜的腸道微生物生態系

　　另外一個有趣及熱門的議題就是腸道微生物。人體消化道中的微生物群落是一個複雜的生態系統，既對健康非常重

要，也是各種疾病的潛在驅動因素。

　　健康人體的大腸含有約 10^{10}~10^{11} 個菌落形成單位（CFU）/mL，成人腸道被 1000 多種微生物物種定殖，這些微生物包含細菌、真菌、病毒和寄生蟲等，通稱為微生物組（microbiome）。

　　研究小腸生態系統主要與消化系統健康有關，十二指腸和空腸的任務是促進大部分營養物質的吸收。此外，食物與小腸中的共生細菌間，創造了富含微生物 - 微生物和宿主 - 微生物相互作用的環境，這些對人體無害的微生物在進化過程中已形成共生關係，正常菌群也有助於免疫和代謝功能間的動態關係，小腸甚至擁有整個胃腸道中最豐富的免疫系統，在維持健康方面非常重要。健康的人體腸道中，充滿了數十億微生物組，幫助免疫和代謝的動態平衡。成年人腸道微生物組的重量可達 1.8 公斤，且每個人都有獨特的微生物組。

第七節 藥物副作用最常發生在腸道裡 [114,116]

　　胃腸道的藥物不良反應，多為噁心、嘔吐、腹瀉、消化性潰瘍和胃腸道出血等。但隨年齡增長易發生胃腸道之老化，老年人特別容易出現不良反應，小腸和大腸也是藥物不良反應最常見的部位之一，佔所有藥物副作用的 20~40%。

小腸的微生物組與大腸段的結腸是完全不同的環境，並且可能在消化外發揮重要作用。此外，腸道微生物組中的許多細菌已被證明可以代謝藥物，這對藥動學具有潛在的影響和藥物代謝的作用。如小腸中細菌數量異常和過多時，就可能衍生小腸細菌過度生長（SIBO）的病症，最常見可能是手術後出現的腸道蠕動變慢所致，也可能與體重減輕和類似於功能性胃腸道疾病有關，例如，腹脹、氣體過多、腹部不適、腹瀉和體重減輕等。

　　就像一杯水靜置數天後，這杯水可能被微生物覆蓋。如小腸微生物過度生長，就可能發生破壞環境平衡的微妙變化。假設人體腸道視為宿主細胞和生活在此的微生物都保持環境平衡，就能雙贏的維持腸道健康，因為微生物組也不希望人體宿主免疫細胞攻擊它們，宿主當然也不希望免疫系統持續活躍。但是，不同飲食會提供不同營養，例如，高纖維或低纖維飲食對微生物組的反應，有可能因為改變這些微生物的腸道環境而出現身體的不適甚至其他疾病。

第十一章

藥物關係學：肝臟
幾乎沒有一種藥不傷肝[146-153]

　　肝臟幾乎是所有藥物和外來物質代謝處理之器官，負責對進入體內的藥物和毒素進行選擇性攝取、濃縮、代謝和排泄。肝臟代謝也決定藥物的總體清除率，藥物對肝臟代謝酶的誘導或抑制也影響藥物代謝及藥物交互作用。

　　肝臟代謝的藥物，最終是產生可在膽汁中排泄的水溶性化合物。這是由細胞色素 P450（cytochrome P450）介導的第一相反應結果，包括氧化、還原和水解反應。隨後是共軛的第二相反應。細胞色素 P450 家族是一組主要存在於肝臟

中的酵素，它們使用鐵進行氧化和還原反應以增強藥物水溶性以幫助排泄。致病因素包括：腸道吸收、血漿蛋白結合、肝提取率、肝血流量、門體分流、膽汁排泄、腸肝循環和腎臟清除率等。這些都會影響生體可用率，導致正常劑量可能產生毒性作用，目前雖沒有通用規則可用於修改肝病患者的藥物劑量。但臨床效果可能因藥物生體利用率而有所差異，尤其是慢性肝病。

例如，降血脂藥之他汀類藥物（statins），容易導致無症狀的肝臟酶指數升高。而臨床上的肝損傷（如黃疸、腹痛或瘙癢）或肝功能受損（導致蛋白質合成不足、凝血酶原時間延長或低白蛋白血症）則較罕見。全世界肝損傷主要是酗酒和病毒性肝炎，其他還包括自身免疫和遺傳疾病、藥物性肝損傷和非酒精性脂肪肝等。

肝臟藥物代謝與藥物性肝損傷（drug-induced liver injury、DILI）之間的關聯已得到證實，在西方世界，此損傷佔大部分急性肝衰竭的病例，還導致許多藥物退出市場或限制使用，包括非類固醇消炎藥物、抗生素、抗驚厥藥和草藥在內的許多藥物都與異質性藥物性肝損傷有關。肝臟是許多藥物和毒素的主要靶器官，因為它在藥物代謝、解毒和生物活化方面具有獨特的作用。

第一節 肝臟擁有超過 500 種重要功能

　　肝臟是人體最大腺體器官。每天分泌約 800~1,000 毫升膽汁，具有多種代謝和分泌功能。膽汁也是某些代謝廢物、藥物和有毒物質的排泄介質。負責代謝蛋白質、碳水化合物和脂肪，儲存糖原、維生素和其他物質，合成凝血因子，從中去除廢物和有毒物質，調節血容量，衰老的紅血球在肝臟、脾臟和骨髓中被破壞。在血紅蛋白分解過程中形成的膽紅素被釋放到膽汁中，形成特有的橙綠色，並通過腸道排出體外。

　　已知超過 500 種重要功能，是代謝、清除身體血液供應中的毒素、調節血液凝固、分泌蛋白質合成、荷爾蒙、激素、維生素和酶、製造膽汁、過濾血液、調節氨基酸、調節血液凝固、抵抗感染、清除血液中細菌、儲存維生素和礦物質、維持健康的血糖水平、處理葡萄糖將其儲存為糖原（肝糖）等重要功能。肝臟過濾體內的所有血液並分解有毒物質（例如酒精和藥物），還產生膽汁幫助消化脂肪和帶走廢物。

　　肝臟在解剖學上分為左葉、右葉、尾葉和方形葉等 4 葉，肝臟有肝動脈和肝門靜脈兩大血管。心臟約 30% 輸出血量會流入肝臟，肝門靜脈提供 70~75% 的血流量，也將血液從腸道輸送到肝臟，這是運送營養成分或藥物的重要靜脈。藥物的有效成分、代謝物或水溶性物質會在胃或腸道吸收，經由微血管匯流，進入肝門靜脈系統，再送入肝臟進行吸收代謝，血液也從肝臟送回心臟。簡言之，幾乎所有口服

藥物，都須透過胃腸壁的吸收後，才會進入肝門靜脈，有些藥物幾乎無代謝作用，有些則在胃腸壁或肝臟內被代謝。

　　肝門靜脈不會將血液直接輸送到心臟，但為靜脈提供代謝物，還確保攝入的食物在進入體循環前首先由肝臟處理，使攝入的毒素被肝細胞解毒，因肝門靜脈系統會從消化器官中將物質引導並進行新陳代謝，它將血液從胃腸道排到肝臟，再釋放到血液前，肝臟會進一步吸收營養物質進行加工或儲存以供細胞使用，這是非常重要的機制。

第二節 肝臟代謝藥物的反應可分為第一相及第二相 [154,155]

　　肝臟是全天不斷地處理來自消化道和身體其他部位各種形式物質的解毒器官。它必須處理所有化合物，其中一些是劇毒，另一些是有益，並決定如何處理，也一直在分解、合成人體需要與不需要的物質，藥物也會被肝臟酵素分解，稱肝臟首渡效應（first pass effect，也稱首過效應、第一關卡效應、首關效應等）。肝臟功能就像化工廠，可製造某些化合物，對危險化合物進行解毒，並將物質引導到全身以供使用、儲存或排泄。肝臟利用兩條途徑來執行其解毒工作：第一相和第二相途徑。可將第一相視為負責分解物質，然後將原材料送到第二相，該階段通過向原物質中添加分子來構建新物質（稱為共軛 conjugation）。

首渡效應太強時，藥物的療效將打折扣，因藥物代謝增強，吸收減少，療效下降，降低藥物的生體可用率，使進入身體血液循環的藥量變少，藥物效果就相對降低。值得注意的是，影響藥物首渡效應的四個主要因素是胃腸道酶、腸壁酶、細菌酶和肝酶等。其他給藥途徑，如鼻腔吸入、栓劑、靜脈內、肌內、吸入氣霧劑、經皮或腸道外給藥，如注射、皮下或舌下給藥，均可避免首渡效應對藥物之損耗。因舌下給藥是透過舌下黏膜吸收藥物，口腔靜脈是不會進入肝門靜脈系統，因此能避免肝臟首渡效應。此外，透過直腸途徑吸收的藥物，因直腸的靜脈引流是全身性的，因此也會繞過肝臟首渡代謝。

　　肝臟另一重要關鍵功能就是外來物質的代謝或解毒，最重要的就是藥物代謝。主要是在肝細胞的內質網中進行代謝和解毒，並透過生物轉化，進行第一相和第二相反應，將外來物質從親脂形式轉化為親水形式。

　　第一相反應（phase 1）：利用很多酶來分解物質，是新陳代謝的減法階段，酶會從物質中減去分子並將它們分解成更小更有用的單元，就像食物在腸道中的消化過程一樣。此階段完全依賴這些酶，它們的新陳代謝速度反過來又受到遺傳、運動和飲食中某些物質 / 補充劑的存在與否影響，這些物質 / 補充劑可加速（誘導）或減慢速度（受抑制）。在酶分解一些物質後，一些有毒終產物（代謝物）仍然存在，必須迅速將它們分流到第二相，以使它們更安全地供身體使用。尤其是重金屬會使這些酶功能失調。在第一相反應中最關鍵

的酶就是細胞色素 P450（cytochrome P450、CYP450）家族，透過氧化、還原和水解產生更親水的溶質。此階段主要是為後續第二相引入極性基團，如羥基（hydroxyl, -OH）、硫化基（sulfide）和羧酸基（carboxylic acid group）。這是經肝臟水解（hydrolysis）、氧化（oxidation）和還原（reduction）來進行修飾，此反應由細胞色素 P450 單加氧酶、氧化酶、還原酶和水解酶來介導。在藥物代謝方面，此酵素除直接進行藥物的活性化與分解外，也會與一些藥物產生交互作用，有些藥物會促進合成，有些會抑制活性。但當病人同時服用兩種以上藥物時，就可能發生藥物 A 抑制此酶代謝活性，而影響此酶對藥物 B 的代謝速率，以致藥物 B 或其代謝副產物累積過量而產生毒性。

第二相反應（phase 2）：此階段是添加或結合，新物質被添加/結合到第一相產生的有毒和有益代謝物中，以使它們更容易運輸、更穩定和/或對身體更有功能。可將此階段路徑想像成 7 個連續運動的輸送帶，第一相路徑在此處清空其副產品。特定物質被分流到特定輸送帶，特定酶可用於添加特殊物質以產生新物質。這些特殊物質主要是甘氨酸（glycine）和牛磺酸（taurine）等氨基酸，及穀胱甘肽（glutathione）、硫酸鹽（sulfate）和甲基（methyl）等其他物質。第二階段系統的七個輸送帶分別是：甘氨酸途徑（glycine pathway）、牛磺酸途徑（taurine pathway）、穀胱甘肽途徑（glutathione pathway）、硫酸鹽化途徑（sulfation pathway）、甲基化途徑（methylation pathway）、葡萄醣醛酸

化途徑（glucoronidation pathway）、乙醯化途徑（acetylation pathway），每個輸送帶添加／結合特定物質。意即結合 I 期的代謝物使更親水，以便分泌到血液或膽汁中。這些特殊物質都可從食物的蛋白質而來，這說明為何定期進食蛋白質對病人非常重要。有時身體無法完成所有步驟，有些人由於酶異常或中毒，無法完全轉化或轉化得很差。為了保持各途徑的運轉，須通過每天服用的補充劑提供給身體所需，不同的人在不同的路徑上會有不同的臨床問題。

第三節 肝臟首渡效應 多數藥物不良反應也傷肝 [156]

　　首渡效應是藥物在通過門靜脈血吸收和輸送時的肝臟代謝。也可定義為藥物分子在到達體循環前所經歷的任何生物轉化。藥物在體內肝臟代謝，導致活性藥物在到達作用部位或全身循環時，濃度降低。

　　首渡效應也可能發生在肺、脈管系統、胃腸道和身體其他代謝活躍的組織中，也可能存在於任何給藥途徑，但對口服途徑最為顯著，因為藥物在到達全身循環前會面臨很多生物轉化酶的器官。首過效應越大，到達體循環的藥物量就越少。也可透過多種因素增強，例如：血漿蛋白濃度、酶活性和胃腸動力等。肝功能因人而異，代謝程度也不同，如患者的首渡效應異常，則藥物可能需考慮透過不同的途徑給藥以

繞過首渡效應。

　　臨床上，有時會建議飯後服用的藥物，原因就是利用食物的緩和效果來減少藥物的首渡效應。如果還無法降低到可接受範圍時，就要換另一種給藥方式，包括直接進入血液的靜脈注射或透過舌下黏膜吸收的舌下錠，最常見的就是緩解心絞痛的舌下錠 - 硝化甘油。

　　此外，肛門栓劑也是可避免首渡效應的劑型，它利用直腸黏膜直接吸收藥物，例如解熱退燒栓劑。多數藥物經過肝臟代謝都可順利排除，但若不慎服藥過量超過肝臟代謝負荷時，或同時服用影響代謝的其他食物或藥物時，則可能造成藥物對肝臟的傷害。這是因肝細胞是肝臟的主要代謝引擎，多數藥物不良反應首先會導致肝毒性作用涉及肝細胞壞死，但有些藥物還會損傷膽管，導致膽汁淤積，對肝細胞則沒有明顯損傷。所以，肝臟常暴露在許多毒素或具有活性，甚至有傷害性成分的代謝物中。

　　首渡效應對正確藥物治療和維持劑量的臨床意義非常重要。有一些相當大的首渡代謝的藥物包括：治療高血壓、狹心症、心絞痛之阿普洛爾（alprenolol）、抗癌化療藥之5- 氟尿嘧啶（5-fluorouracil、5-FU）、鴉片類止痛藥之嗎啡（morphine）、緩解中等度至重度之疼痛、麻醉前給藥、麻醉輔助之噴他佐辛（pentazocine、速賜康、孫悟空）和化療藥、免疫抑制劑之巰基嘌呤（mercaptopurine、6-MP）等。

第四節 **肝臟的藥物代謝與腸肝循環** [157,158]

　　經口服吸收的藥品在進入全身血液循環前會先到達肝臟，隨後肝內的酶，如細胞色素 P-450 酶會將藥物轉化為活性代謝物或將活性藥物轉化為非活性形式。

　　很多人對吃藥可能有根深蒂固的迷思，例如有病治病，無病強身的錯誤觀念。但所有的西藥、中藥、傳統生藥、植物藥或保健食品，其代謝過程也都需靠肝臟。因為肝細胞具備特殊解毒與代謝功能，特別在處理食物之營養成分或藥物分子時，都需經肝臟酵素的代謝，產生藥品的中間物質，經過肝臟酵素結合作用將中間物質的活性或毒性去除，再藉由膽汁或腎臟排除。

　　脂肪類食物具有促進膽汁分泌的作用，由於膽汁中的膽酸離子具有表面活性作用，可增加難溶性藥物的溶解度而促進其吸收。腸肝循環（腸肝迴圈、enterohepatic cycle）是指經膽汁將排入腸道的藥物，在腸道中重新吸收，經門靜脈又返回肝臟的現象。主要發生在經膽汁排洩的藥物中，有些藥物的第二相代謝產物經膽汁排入腸道後，在腸道細菌酶作用下，水解釋放出脂溶性較強的原形藥，會再吸收進入腸肝循環，如氯黴素（chloramphenicol）在肝內與葡萄糖醛酸結合，水溶性增高，分泌膽汁排入腸道，經水解後，又釋放出原形藥被腸道吸收再進入肝臟。

　　此外，例如治療心力衰竭和心律不整之洋地黃毒苷（digitoxin）、緩解急慢性疼痛之嗎啡（morphine）、治療焦慮

症、癲癇、失眠之地西泮（diazepam、valium、煩寧）等藥物，也具有腸肝循環現象。當藥物分泌到腸腔並重新吸收到體循環中時，就會發生腸重新吸收，藥物重新吸收一直是藥動學的挑戰。所以，肝腸循環能延長藥物的作用時間，如能阻斷該藥物的肝腸循環，則能加速該藥物的排泄。

在腸肝循環中，膽汁中分泌的藥物，會從腸道被重新吸收到循環中。意即當一些分泌的藥物沒能從腸道重新吸收時，膽汁排泄僅在腸肝循環的情況下，從體內清除藥物。這類藥物應是同時具有極性和親脂基團的藥物，更容易在膽汁中排泄，而較小的分子通常僅以可忽略不計的量排出。

第五節 肝臟是藥物代謝關鍵器官 [159,160]

肝臟代謝通常會增加藥物極性和水溶性，使產生的代謝物更容易排泄。

多數藥物是脂溶性的，在體內理論上是較難排泄的。而肝臟在藥物代謝的目標之一就是產生水溶性更高的化合物，以促進藥物在尿液和膽汁等體液中的排泄，這也是藥物排泄的主要途徑。很少有藥物在沒有代謝的情況下就排出體外，但萬古黴素是特例。

萬古黴素（vancomycin）常用於治療嚴重感染，如心內膜炎、肺炎和腦膜炎等。但萬古黴素及其代謝和降解產物對

廢水及生態環境可能有害，因抗生素及代謝物多重殘留可能威脅環境產生不良生態影響。因此，抗生素在環境中的生態風險日益受到關注。萬古黴素是臨床上最後一線抗生素，並不像其他抗生素可口服，須針劑施打數周，且因毒性較高，對腎臟傷害大。其代謝物也可能對水生環境中的細菌、藻類、無脊椎動物和魚蝦貝類具急性或慢性生態毒性。

一般來說，藥物代謝會降低其治療效果。然而，有些藥物會先代謝成活性化物，然後再代謝為非活性化物，這類藥物稱為前驅藥物（prodrugs）。最有名的例子包括：緩解疼痛或鴉片類藥物替代療法之海洛因（diamorphine、heroin、二乙醯嗎啡）、治療疼痛及止咳之可待因（codeine）、治療高血壓之依那普利（enalapril）和治療巴金森氏症之左旋多巴（levodopa）等。此外，還有一類藥物其代謝物與原藥（母體化合物）有相似的活性，例如，治療焦慮、失眠、癲癇、肌肉痙攣的地西泮（diazepam、valium、煩寧）及其活性代謝物去甲基地西泮（desmethyldiazepam）。

此外，身體內還有許多部位參與藥物代謝，包括：腸壁、肺、腎和血漿等。肝臟是每單位重量中代謝最活躍的組織，因此負責大部分藥物代謝。造成的其他因素還包括肝的尺寸，它被含有從腸道（腸肝循環）吸收的藥物的血液灌注，及其相對於其他器官的多數藥物代謝酶的濃度非常高。免疫相關過程也會透過各種機制來影響代謝功能，當然也常受複雜通路來彼此調節，例如，胰臟內胰腺所分泌的胰島素和胰高血糖素等，都會影響肌肉、肝臟和脂肪組織的能量消

耗或產生，如發生新陳代謝功能障礙或紊亂時，就可能會引發多種代謝性疾病。

　　藥物要產生藥理作用需透過生物轉化，是藥物需透過酶促轉化，使容易排泄並排除其藥理活性，過程包括改變藥物異構體或添加官能團，使藥物母體分子更親水性而易於排除，肝仍是發生藥物代謝的關鍵器官，隨後才是腸道和腎臟及其他器官（例如心臟、血液、皮膚和大腦）等。

第六節 近千種藥物可能造成肝損傷

　　目前研究發現，約有近千種藥物可能造成肝損傷，若沒正確的藥物使用概念，很可能造成肝臟傷害。

　　即使如果使用注射的藥品，肝臟也會因接受人體約 1/4 的心輸出量而迅速的接受到藥物。如果藥物會造成急性或慢性肝損傷，就可能出現急性或慢性肝炎、肝衰竭、膽汁鬱積、肝功能檢驗異常等症狀。所以如果有肝炎、肝硬化、肝衰竭的病人，對於需經肝臟代謝的藥物，有可能因為肝臟代謝功能的不足，須進行藥品劑量上的調整，或者不適合使用，因此服藥前特別需要與醫師或藥師進行確認。因為，每個人對藥物反應的差異與藥物不良反應一直都是多重因素，必須考量影響藥物的處置（吸收、分佈、代謝和排泄）環境、遺傳和疾病狀態等因素，這些因素的相互作用都會影響

每個用藥人的藥物血中濃度隨時間的變化，因此，決定藥物在與靶標（如受體和酶）相互作用部位產生的藥理作用，藥物血中濃度太少會導致藥物治療無效，相反的，如果血液中所含的藥物濃度過多則可能產生副作用或藥物不良反應，肝毒素引起的肝損傷顯然與劑量有關。

第七節 藥物的肝臟代謝會造成藥物肝損傷

造成藥物肝損傷，我們就不得不探討在肝臟的藥物代謝。

大家常忽略多數藥物是化學物質，是藥還是毒？有時甚至一線之隔，所以，適當地控制藥物劑量是很重要的。肝臟在進行代謝、去毒素的功能時，會進行一系列複雜的競爭性化學代謝過程，這過程包括氧化（oxidation）、還原（reduction）和水解（hydrolysis）或葡萄醣醛酸化（glucuronidation）、硫酸化（sulfation）、乙醯化（acetylation）和甲基化（methylation）等。

簡而言之，水溶性的藥物或毒素可用喝水的方式從腎臟排出體外，而脂溶性藥物或毒素則需透過肝臟進行排毒、解毒三個階段。第一階段多種化學反應，透過 P450 酵素協助，將脂溶性毒素與脂肪分開。第二階段則是結合反應，結合分離出來的毒素，第三階段再把毒素排出。細胞色素 P450 （cytochrome P450，CYP）是參與藥物肝臟代謝的主要酶，是肝臟解毒的關鍵，也稱為肝臟解毒色素，其功能包括代謝藥物、藥物氧化代謝、毒物、營養素、多種化合物的清除、降低或改變許多藥物的藥理活性並促進它們的消除及激素的合成和分解等。

在藥物代謝方面，肝臟解毒色素除進行藥物的活性化與分解外，也可能會與一些藥物產生交互作用，有些藥物會促進它的合成，有些則會抑制它的活性。所以，當同時服用兩種以上藥物時，如果其中一種藥物抑制了肝臟解毒色素的代謝活性，就有可能影響肝臟解毒色素對第二種藥物之代謝速率，以致第二種藥物或其代謝副產物累積過量而產生毒性。所以，用藥時應考量不同藥物對於代謝系統的影響、用藥的劑量或種類，以避免副作用與藥物中毒的危險。

第八節 急性肝功能衰竭可能源自於鎮痛解熱劑

在美國，每年都發生很多因過量服用乙醯胺酚（acetaminophen）而導致急性肝功能衰竭的案例，且死亡率高達30%，台灣則沒有確切的統計資料。

乙醯胺酚是市面上最為普遍的鎮痛解熱劑成分，遍布於所有藥局、藥妝及廣告媒體，幾乎是所有非類固醇抗發炎藥（NSAIDs, non-steroidal anti-inflammatory drugs）的主要成分。

成人每次用量可為 0.5~1 克，肝中毒臨界劑量約為 7.5g/ 日或 150mg/kg。超過五倍以上正常使用劑量的臨界劑量看起來好像很安全，為什麼卻會造成如此多的使用過量案例呢？因乙醯胺酚在攝入人體後，90% 以上會與肝臟內的葡萄糖醛酸苷（glucuronide）或硫酸鹽（sulfate）結合產生無毒的代謝物，只有約 5% 經由不同的細胞色素 P450（CYP）代謝產生有毒的 N- 乙醯基 - 對苯醌亞胺（N-acetyl-p-benzoquinone imine，NAPQI）。

正常狀況下 NAPQI 會立刻與細胞中的麩胱甘肽（glutathione）反應形成無毒的硫醇化物（mercaptide）。然而，當細胞內的麩胱甘肽低於正常水平的 30% 時，NAPQI 就會跟細胞內含有胱胺酸（cystine）的大分子結合而產生毒性，導致細胞死亡。因此，造成急性肝衰竭，通常在幾天或幾週內迅速發生肝功能喪失，尤其可能與飲酒及有 B 肝、C 肝或肝發炎有關，所以不得不謹慎使用。

第九節 非處方藥真的比處方藥安全嗎？

很多人認為非處方藥比處方藥安全，但情況並非都是如此。尤其是生活中很容易購得的非處方藥、指示用藥、保健食品或中草藥產品都可能潛藏危機，因為消費者潛意識可能認為這些產品即使沒有效果，至少是無毒的，由於這種隱含

的假設，使用者更有可能因為超過推薦劑量而誘發毒性反應而不自知。

而藥物性肝毒性的主要治療方法，首先必須先停用藥物，臨床醫師才能仔細觀察患者以確保預期的改善在幾天內出現。因為藥物性肝損傷的診斷非常困難及模糊，只能從患者病史及藥歷中，判斷何種藥物攝入的準確時間才能釐清，因此診斷的關鍵就是有無證據證明患者在服用某些藥物前沒有異狀，在服用藥物時出現病症，並且在停藥後有顯著改善才能確定。由於藥物相關性肝炎可能是致命的，因此，確實了解肝臟反應，並立即停用可能的有毒藥物是非常重要的關鍵。

第十節 小兒科藥物療效差異大及臨床前試驗

小兒科的藥物應用尤其需特別謹慎，例如嬰幼兒及孩童的退燒藥，多製成低劑量之糖漿製劑。

因為，兒童個體之發育在身高、體重、生理方面與成人差異甚大，尤其肝臟的酶系統還未發育成熟，因此會影響藥物的藥動學和藥效學，也可能導致藥物療效和安全性的潛在變化與個體差異。因此，有些藥物的給藥過程不一定能用單一統一模式來處理。雖然，細胞色素 P450 在出生時就存在，但尚未發育成熟，因此，針對兒童及嬰幼兒必須考量基因型

伴隨藥物之個體發育及細胞色素 P450（CYP）代謝清除藥物的能力等。因為細胞色素 P450（CYP）的活性會因年齡而有所變化與影響，不建議從成人數據中推斷。

在藥物研發過程中，需特別考慮藥物本身的各種物理化學特性與身體生化生理的變化，例如藥物的分子特性、酶的誘導，及影響藥物首渡代謝的抑制、疾病狀態和其他因素，以便設計研發具有適當賦形劑的適當製劑藥物。

此外，臨床前藥物開發時，美國 FDA 會要求進行活體動物試驗，以減輕對人類的安全風險。然而，由於動物模型之物種特異性，藥物代謝特徵並不能完全模擬人類的遺傳學和疾病表型，所以，動物研究無法完全預測人類特異性的肝臟 - 藥物相互作用。因此，近年來，研究更加重視生物工程肝臟模型應用於藥物代謝和處置研究的關鍵設計參數和總體策略，並強調人類肝臟工程平台領域中懸而未決的問題和新興趨勢。

第十一節 肝臟解毒的秘密武器：穀胱甘肽 [161-163]

穀胱甘肽（Glutathione、GSH）是動物細胞中主要的低分子量硫醇。多存於細胞質中，其餘存於粒線體、核基質和過氧化物酶體中。能防止自由基、過氧化物、脂質過氧化物和重金屬等活性氧對細胞造成的損傷。

研究證明，維持穀胱甘肽的穩態，需充足蛋白質營養。因為在抗氧化防禦、營養代謝、基因表達、DNA 和蛋白質合成、細胞增殖和凋亡、信號轉導、重金屬、氧化應激、亞硝化應激、炎性細胞因子、癌症、癌症化療、電離輻射、熱休克、細胞因子產生、免疫反應等反應中，蛋白質穀胱甘肽化有非常重要的作用。如缺乏會導致氧化應激，導致衰老和許多疾病的發病，包括：癲癇發作、阿茲海默症、帕金森病、肝病、囊性纖維化、鐮狀細胞性貧血、艾滋病、癌症、心臟病發作、中風和糖尿病等。

　　許多化合物及藥物的解毒代謝就利用穀胱甘肽，且在解毒過程中耗盡，必須透過飲食來補充。因此，肝臟的穀胱甘肽 S- 轉移酶（GST）對許多藥物（包括乙醯胺酚、普拿疼）的解毒就非常重要。且其活性在肥胖、非酒精性脂肪肝和糖尿病中是失調的。值得注意的是，高熱量的飲食或含糖飲料是助長肥胖和非酒精性脂肪肝、胰島素阻抵和 2 型糖尿病的元兇之一。

　　非酒精性脂肪性肝病是經常被忽略的疾病，其實這包括一系列之肝臟疾病，從簡單的脂肪變性、肝細胞內三酸甘油酯的累積造成的脂肪肝、到非酒精性脂肪性肝炎等，可能造成肝臟脂肪變性和發炎而導致肝細胞死亡。許多患者最終會演變成纖維化 / 肝硬化和肝功能衰竭。脂肪肝患病率迅速增加，是美國肝臟疾病死亡的主因之一，至今美國 FDA 仍沒有批准的治療藥物。

第十二節 藥物對肝臟的傷害不只副作用

藥物對肝臟的傷害大致可分為兩種：一種是藥物本身具有傷肝的副作用，例如止痛藥，這和劑量有關，在正常劑量不傷肝，一旦過量服用，就會造成傷害。另一種是因個人體質所引起的藥物過敏，這和劑量無關，對肝傷害也很難預測，有人可能只起疹子，有人卻可能引發肝炎，甚至造成猛爆性肝炎危及生命。一般人服用藥品時，肝指數也許只輕微上升；可是對肝功能不好的人，即使正常劑量也會造成嚴重的傷害。

肝臟將不具活性的口服前驅藥物轉換成有具有活性的藥物之後，藥物會經由血液回流到心臟，心臟再將血液打出，讓藥物作用於主要器官，之後藉由血液回流，這些藥物會再數度流經肝臟，每次經過肝臟，肝臟會再逐步將其代謝為不具活性的物質，降低殘留藥物對人體的影響程度，之後再經由腎臟、膽管、肺臟等器官排泄，因此我們常說肝能解毒。事實上，食物進入腸胃道或藥物施打到血管中，多數在肝臟被代謝，所以說肝臟是身體第一道防線一點也不為過。不過國人常認為吃藥就是有病治病，沒病補身，藥食不分的結果就可能先傷了肝臟。

第十三節 肝毒性藥物可能就在日常用藥中

目前證實具肝毒性的藥物有很多，其中包括止痛藥（如乙醯胺酚類 acetaminophen、雙氯芬酸 diclofenac）、抗結核病藥（如異菸酸醯肼 isoniazid、利福平 rifampin、吡嗪醯胺 pyrazinamide）、抗黴菌藥（如酮康唑 ketoconazole、灰黃黴素 griseofulvin、療黴舒 terbinafine、伊曲康唑 itraconazole）、抗生素（如四環黴素、紅黴素、磺胺藥）、降血糖藥（如醋酸己脲 acetohexamide、格列吡嗪 glipizide、氯磺丙脲 chlor-propamide）及抗癲癇藥（如苯妥英 phenytoin、卡馬西平 carbamazepine）等。

一般民眾也許分不清楚哪些藥物具肝毒性，但吃藥後如有不舒服，一定要提高警覺。比方說：有人吃藥後頭脹、口破，一般可能會認為是太燥熱緣故，其實可能是藥物副作用引起。尤其肝功能異常時，初期症狀跟感冒類似，如食慾不振、全身虛弱、噁心及茶色尿等，如果忽略身體發出的警訊，延誤就醫，後果是每況愈下不堪設想的，一定要格外注意。另外，本身如果是肝病患者，一定要主動告知醫師，包括目前正在服用的所有藥物，才能讓醫師為自己的健康把關。

藥害救濟基金會曾有一個案例，一位中年男性因慢性攝護腺炎，服用磺胺類藥品（sulfamethoxazole + trimethoprim），三周後出現食慾不振、皮膚變黃、全身虛弱及頭脹等現象，停用藥物後症狀並未好轉，仍有頭脹、噁

心、黃膽及解白灰色便等現象。經血液、尿液及腹部超音波檢查，懷疑是藥物引起的黃膽型肝炎，立即住院治療，最後肝臟切片檢查結果確定是急性膽汁鬱滯性肝炎，給予支持療法後，症狀改善出院改門診追蹤治療。

後申請藥害救濟，經專家審議後，認為是因特殊體質而導致藥物傷害。像這類特殊過敏體質病患的藥物傷害，通常可得到藥害救濟；但如已有肝病或酒精性肝炎或其他因素，導致肝損傷時，則很難救濟。此外，仍有些藥是已知肝毒性，仿單上也註明使用前及使用期間需檢測肝功能，醫師或藥師須告知，病患本身也須遵照醫囑，定期檢測才能保障自身健康。

第十二章

藥物關係學：腎臟
洗腎王國非浪得虛名[34,164-170]

　　腎臟是身體主要排泄器官，負責清除外來物質及藥物而受影響，有些藥物甚至對腎臟產生直接毒性或經其他反應造成損傷，因藥物經肝臟代謝後，如游離型藥物屬水溶性，就會經腎臟排到尿液中排出。

　　藥清除率是指肝腎將藥從血液中移除的能力。在藥動學屬代謝和排泄兩部分，不溶於水的藥物要排出體外時，就須經代謝修飾，使更極性而溶於水。而親水性藥物就可直接代謝排泄，無需對藥物分子結構改變。

科學家原以為藥物代謝過程主要在肝臟進行，腎臟只負責排泄。但研究發現，腎臟對多種化學物質和藥物的生物轉化也非常重要，在某些情況下甚至超過肝臟。因此，任何器官功能障礙都可能導致藥物或其代謝物累積至毒性濃度而造成腎損傷。而許多因素會影響藥物之消除，尤其是藥物之極性、分子大小或 pK_a 值等。其他因素還包括：個體遺傳差異、影響其他器官的疾病狀態、藥物在體內分佈所涉及的途徑等。

腎臟對藥物的排泄須經過：腎小球過濾、腎小管排泄、腎小管重吸收等三個過程。排泄第一步，血漿中的游離藥物通過腎小球過濾進入腎小管。腎小管中的小管轉運系統可促進藥物從腎小管排泄。在腎小管遠端，親脂性藥物可透過被動擴散從腎小管重新吸收回血液。藥物的腎清除率是以上三過程總和。因此一旦在過程中出現差錯，甚至結晶析出都可能造成藥物性腎損傷。

第一節 藥物消除和排泄間的差別 [34,168]

有趣的是，在醫學上，消除（elimination）和排泄（excretion）之間是有差異的。我們在討論腎臟時，就要區別這差異：消除是從體內清除難以消化之物質；排泄是清除代謝之廢物。例如糞便、尿液是人體主要消除途徑之產物。

簡言之，消除和排泄都是從人體去除不需要物質的過程，但排泄是消除的一部分。

首先來探討消除，消除是將不需要物質從體內清除。主要透過肛門排出未消化物質，屬下消化道最後一步，未消化食物進入結腸，多數水分透過腸壁被吸收回體內，使未消化廢物變成半固體，再透過蠕動穿過結腸，儲存在直腸中，最後由肛門排出糞便。此外消除還指藥物排出體外，從體內清除藥物的過程，無論是未改變型式還是修飾後代謝物，腎臟是藥物排泄的主要消除途徑。此外皮膚、肝臟、肺和腺體，包括唾液腺、汗腺和淚腺，也是藥物消除的途徑。因此，藥物的消除途徑是：尿液、眼淚、汗液、唾液、呼吸、乳汁、膽汁和糞便等。

尿液中的藥物消除，包括藥物特性會影響腎臟排泄藥物能力。為了能在尿液中大量排泄，藥物或代謝物須是水溶性，且不能與血液中蛋白質結合。此外，腎臟排泄藥物能力還取決於：尿流量、血液流經腎臟量、腎臟狀況等。尤其許多疾病（如高血壓、糖尿病、腎臟感染）、有毒化學物質及年齡相關變化都會損害腎功能。舉例來說 85 歲老人的藥物腎臟排泄效率，可能只有 35 歲年輕人的一半左右。因此，有時須根據腎功能來調整藥物劑量，腎功能受損時，劑量可能須比正常人低。

其次探討排泄，這是代謝廢物排出體外的主要過程。參與排泄的器官包括：腎臟、肺和皮膚。尿液是排泄的主要介質，因人體會因許多生化反應產生廢物，包括：二氧化碳、

氨（ammonia）、鳥嘌呤（guanine）、肌酸（creatine）、尿素（urea）和尿酸（uric acid）等，這些廢物在體內積累就會有害健康。因此，肝臟和腎臟會將許多廢物以尿液和糞便清除。所以，消除是從體內去除不需要及難消化物質，透過糞便將未消化物質排出體外；而排泄是消除的一種，主要是去除代謝廢物，也是透過尿液將含氮廢物排出體外的消除方法。

此外，眼淚、汗水、唾液、呼吸、乳汁和膽汁也是排泄途徑。因此，藥物排泄包括：1）腎排泄；2）膽道排泄（也屬肝排泄）：如藥物脂溶性高，當被排泄到腸道後，又被再吸收回腸肝循環，藥物半衰期變長（如強心藥 digitoxin）；3）肺排泄（如酒精、全身麻醉劑）；4）糞便排泄：沒有吸收或被代謝藥物隨膽汁進入腸道，然後隨糞便排出；5）汗液 / 唾液排泄：如治療結核病藥（rifampin）隨汗液排泄，使汗液成橘紅色；又如降血壓藥（clonidine）經由唾液排泄；6）母乳排泄；7）胃排泄等。

而藥物消除是從體內清除藥物的過程。它須經由兩種方式完成：1）透過以完整型式排泄未代謝藥物，2）透過代謝生物轉化後排泄。雖然排泄主要由腎臟進行，但也可能其他器官，肝臟仍是生物轉化主要器官。藥物消除是相當複雜，親水性藥物通常直接由腎臟排泄；疏水性（親脂性）藥物在排泄前經過生物轉化，此轉化可解毒藥物，增加親水性，確保所有藥物經過腎臟最終從身體內排出。多數水溶性藥物及其代謝物，主要經腎臟的尿液排出。因此，劑量是取決於腎

功能，但也有些藥物是經膽汁排泄被消除，如肝功能不好，也需考慮調整劑量。

第二節 腎臟每天過濾血液及腎損傷警示現象 [171,172]

　　腎臟系統由 2 個腎臟、2 個輸尿管、一個膀胱和一個尿道組成，每個腎臟都包含約 100 萬個腎單位（包含腎小球、腎小管）。

　　腎臟每個長約 12 公分，重量隨體表面積、年齡和性別而變化，重約 150 克。如拳頭大小但卻接受 25% 的心輸出量，負責控制體液體積、滲透壓、酸鹼平衡、電解質和毒素的清除。進入腎臟的血液會被腎小球過濾，每天過濾約 150~180 升血液，只有約 1.5~2% 液體變成約 1~2 升尿液排出。腎臟係透過維持血液成分及 pH 值，防止廢物堆積，保持鈉、鉀、磷酸鹽等電解質水平穩定。常見腎病包括：慢性腎臟病、腎病和腎病綜合症、急性腎損傷、腎盂腎炎、輸尿管結石、腎結石、腎囊腫和腎癌等。

　　腎臟主要功能包括：1）維持和調節體液和電解質、水和礦物質平衡（包括電解質、鈉、鉀、鈣等）；2）代謝廢物的排泄（如內源性代謝物、外源性藥物、毒素、營養物等）；3）調節血液 pH 值和壓力；4）調節血壓（如腎素）；5）腎臟分泌三種激素：促紅血球生成素（erythropoietin、EPO）、

骨化三醇（calcitriol、1,25-dihydroxycholecalciferol）和腎素（renin）等。

　　患有腎臟疾病，多數人無感而不知，因有許多體徵，容易將其歸因於其他疾病。往往到晚期才會出現症狀，此時腎臟衰竭或尿液中含有大量蛋白質。這就是為什麼只有約10%的慢性腎病患者知道自己患病，因為確定是否患腎病的唯一方法是接受檢測，如因高血壓、糖尿病、腎衰竭家族史而有患腎病風險，或年齡超過60歲，每年進行一次腎病檢查就很重要。當腎臟無法正常工作時，毒素就會積聚，務必注意可能患有腎臟疾病的13個跡象：

　　1）疲勞、筋疲力盡、虛弱、難以集中注意力：腎功能嚴重下降，導致血液中毒素和雜質的積累。腎病另一併發症是貧血，會導致虛弱和疲勞。

　　2）睡眠不好、失眠：當腎臟不能正常過濾時，毒素會留在血液中，而不是通過尿液排出體外，使人難以入睡。肥胖與慢性腎病間也存在聯繫，與正常人比，睡眠呼吸暫停在慢性腎病中很常見。

　　3）皮膚乾癢：腎臟清除體內廢物和多餘液體，幫助製造紅細胞，幫助保持骨骼強壯，維持血液適量礦物質。皮膚乾燥發癢可能是礦物質和骨骼疾病徵兆，常伴隨晚期腎病，此時腎臟不再能夠保持血液中礦物質和營養物質的平衡。

　　4）更頻繁小便：如覺得更頻繁排尿，尤其在夜間，可能是腎病徵兆。當腎臟過濾受損時，會導致小便衝動增加，也可能是男性尿路感染或前列腺肥大徵兆。

5）尿液中有血：腎臟過濾血液中廢物產生尿液，會將血球細胞留在體內，但當腎的過濾受損時，血球細胞會滲入膀胱漏到尿液中。除警示腎病外，尿中血液還可能警示腫瘤、腎結石或感染。

6）尿液呈泡沫狀、褐色：尿中過多氣泡，可能是蛋白尿，也是腎過濾受損早期跡象，導致蛋白質洩漏到尿液中。

7）眼睛周圍及臉浮腫：可能是腎臟在尿液中漏出大量蛋白質。

8）手、腳踝和腿腫：腎功能下降會導致鈉滯留，體內就會積聚液體導致水腫。下肢腫脹也可能是心臟病、肝病和慢性腿部靜脈曲張徵兆。

9）胃口不佳、食慾不振：普遍症狀，是因腎功能下降導致毒素積聚。腎病導致噁心或嘔吐及胃部不適，可能讓對食物幾乎沒有食慾，有時可能會導致體重減輕。

10）肌肉抽筋、痙攣：腎功能受損引起電解質失衡。如鈉、鈣、鉀、磷或其他電解質水平失衡和控制不佳，可能會導致肌肉痙攣、腿部和其他部位抽筋，干擾肌肉和神經運作。

11）氣喘：當腎臟無法產生足夠促紅細胞生成素激素。荷爾蒙會向身體發出信號，製造紅血球細胞。例如貧血兒感到呼吸急促，另一個原因是液體積聚，可能很難屏住呼吸，嚴重情況時，躺下可能感覺自己快要溺水了。

12）腦霧：當腎臟無法將所有廢物排出體外時，毒素就會影響大腦。貧血也可能會妨礙大腦獲得所需的氧氣，可能

感到頭暈，難以集中注意力和記憶力，甚至可能會變得非常困惑，以至於無法完成簡單的事務。

13）惡臭：當腎臟無法過濾掉廢物時，就會導致尿毒症，讓嘴巴有異味。此外，血液中的毒素也會使飲食時有金屬味或異味。

第三節 台灣洗腎盛行率世界第一 [173-176]

台灣洗腎盛行率世界第一，慢性腎臟病盛行率也是世界前茅，如何減少腎損傷，全體國民都有責任。

慢性腎病是漸進性疾病，影響全球超過約 10% 之 8 億人口。慢性腎病在老年、女性、少數族裔、糖尿病、高血壓族群中更為常見。如腎功能失衡，無法清除體內多餘水份及毒廢物時，就可能出現水腫、噁心、嘔吐、氣喘、倦怠、皮膚癢等尿毒症狀。如小便次數增加、有灼熱感、有血絲、下肢、眼瞼水腫、血壓升高等也可能是腎病的警訊。

腎病末期是全球醫療保健的最大負擔之一，血液透析（洗腎）是最常見方式。慢性腎病從早期發展到腎功能衰竭，發病率、死亡率和醫療健保費用都迅速上升，除非開始腎臟替代療法，否則甚至致命。根據國際腎臟病學會（International Society of Nephrologys、ISN），2019 年全球腎臟健康圖譜對 160 個參與國的調查。在台灣，血液透析治療

因為全民健保而無需付太高費用，但患病率還是世界最高，其次是日本和美國。在另一項國際評比中，2018 年血液透析的流行率最高的也是台灣，其次是日本、泰國、新加坡、美國和韓國等。

血液透析雖是最常見的腎臟替代療法。但生活質量受損率、發病率和死亡率仍高，影響心血管疾病是主因，約佔死亡率 50%。此外，由於免疫功能低下，也比普通人更易感染。常見致病微生物包括：金黃色葡萄球菌、凝固酶陰性葡萄球菌、腸球菌等。此外，感染血液傳播病毒風險也增加，特別是 C 肝（丙型肝炎病毒、HCV）、B 肝（乙型肝炎病毒、HBV）、及呼吸道感染。其他出現副作用包括：感覺疲倦、虛弱、疲憊或緩慢、透析後疲勞、生活參與力降低、瘙癢、頭暈或頭痛、抑鬱症、沮喪、焦慮、抽筋、肌肉痙攣、慢性疼痛、糖尿病性神經病變、擾亂睡眠、影響生活質量、不寧腿綜合症、感覺異常、感覺遲鈍、勃起功能障礙、性功能障礙、睡眠質量不佳等。

第四節 非類固醇抗發炎藥（NSAIDs）也可能造成腎功能損傷[178,179]

止痛藥腎病變（如慢性腎小管間質性腎炎）常因不當使用乙醯胺酚（acetaminophen）、阿司匹林（aspirin）和非類

固醇抗發炎藥（NSAIDs）所引起。臨床症狀：血尿、無菌性膿尿、蛋白尿、慢性腎病、急性尿路感染症狀、貧血，腎功能不全出現高血壓、尿濃度受損等。

如腎功能不佳應謹慎使用消炎止痛藥。因為此類藥物會減少腎臟血流量，長期使用也可能損害腎臟。最重要是要知道這類藥物雖然有效，但並非完全沒風險，因此與此類藥物有關的腎病其實是可以預防的。

非類固醇抗發炎藥幾乎是全世界最常用的處方藥與非處方藥。由於具廣泛抗發炎和止痛作用，非常容易出現在醫院、藥局、藥妝店等。分類可由藥物結構之差異，區分為水楊酸鹽類（salicylates）、吲哚乙酸類（indole acetic acid、如吲哚美辛 indomethacin）、苯乙酸類（phenylacetic acid、如雙氯芬酸 diclofenac、醋氯芬酸 aceclofenac）、苯丙酸類（phenylpropionic acid、如布洛芬 ibuprofen、萘普生 naproxen、酮洛芬 ketoprofen）和烯醇酸類（enolic acid、如昔康 oxicams）等。

急性腎損傷是腎功能突然下降，幾乎所有此類藥物都可能與急性腎損傷有關。某些因素如高齡、合併症或定期服用藥物（如復方新諾明 trimethoprim/sulfamethoxazole、TMP/SMX、氨基糖苷類 aminoglycoside 或西咪替丁 cimetidine）也可能導致腎小球濾過率降低，增加腎毒性及副作用風險。另一個危險因素是動脈高血壓，此類藥物可能升高患者血壓，減弱抗高血壓藥效，尤其老年人及患有心血管、肝臟、腎臟或慢性疾病或循環血容量減少的患者，會增加急性腎損

傷風險。

特別值得注意的是用於關節炎及各種疼痛，如布洛芬（ibuprofen）、萘普生（naproxen）、希樂葆（celecoxib）、酮洛芬（ketoprofen）等，容易影響胃腸道黏膜的完整性，造成腸胃道出血，亦可能影響腎血流，使腎絲球過濾率下降，破壞腎臟保護機轉，造成腎衰竭，破壞腎小管，引發間質性腎炎。

非類固醇抗發炎藥是藉由抑制環氧合酶（cyclooxygenase、COX），來抑制前列腺素生成，減輕局部發炎反應，達到緩解疼痛。但此類藥物會降低腎臟血流量，使腎組織因缺血而受傷害，若大量流汗、食慾不振、吃很少、拉肚子、大量嘔吐，造成體液不足之缺水狀態，就可能雪上加霜，引發急性腎損傷，臨床上也可能出現蛋白尿、尿潛血、或抽血發現腎功能異常等。

吃非類固醇抗發炎藥引起的腎臟疾病，通常是可預防的。以下注意事項可幫助讀者在用藥上能保護腎臟：1）治療不要超過 10 天的疼痛或超過 3 天的發燒，如長期疼痛或發燒，應盡速就醫查明病因。2）避免長期使用含多種止痛成分之綜合感冒藥。3）請多喝水並增加到每天六到八杯。4）請避免喝酒或酒類食補（如燒酒雞、薑母鴨、酒釀等）。5）如患有腎臟病，請在服用前諮詢醫師或藥師。6）如患心臟病、高血壓、腎病、肝病，或正服用利尿劑或年齡超過 65歲，請在醫師藥師監督下使用。7）在使用任何非處方藥前，請務必閱讀警告標籤或仿單。8）胃潰瘍和胃腸道出血是服

用此類藥物最常見副作用，特別注意可能會增加心臟病發作和中風風險，及增加突發性腎功能衰竭甚至腎損傷風險。

研究分析發現，慢性腎病是心血管疾病與死亡危險因子，損害腎功能造成腎病也有可能是誤食不明成藥、中草藥材、偽藥、重複用藥、環境污染、誤食農產品之農藥與超標之重金屬（鉛、鎘、汞與砷）等。當然精緻飲食或不良生活習慣也可能影響腎功能、腎絲球過濾率、蛋白尿、體內慢性發炎、胰島素阻抗、血管受損等現象。

第五節 腎臟是肝臟外最常發生藥物毒性之器官 [180-183]

腎臟是除肝臟外，藥物毒性最常發生的器官。藥物要被腎臟有效清除，必須從親脂性分子代謝成極性分子。腎臟是主要排泄器官，特別容易受藥物影響，有些藥物對腎產生直接毒性或透過過敏反應造成腎臟損傷。腎毒性臨床表現輕重不一，最早症狀可為蛋白尿、氮質血症、腎功能減退。嚴重時，出現急性腎衰竭和尿毒症等。腎毒性可為暫時性，也可能造成永久性損傷。而導致腎毒性常見藥物有某些抗菌藥、抗腫瘤藥、非類固醇抗發炎藥、麻醉藥、碘化物造影劑、碳酸鋰、氨苯蝶啶等。

處方藥中，多數經腎臟清除，重症加護病房患者和住院患者也可能出現急性腎毒性，毒性多歸因於其屬腎毒性藥

物。因腎臟是負責藥物、代謝物和內源性化合物的過濾器官，目前仍缺乏適當臨床前模式來研究腎毒性，所以腎毒性的發生，多在藥物開發後期才被發現。

造成腎毒性和損傷是取決於：藥物理化特性（如低溶解度）及劑量、異生物質或化學物質、毒物動力學特性、腎臟清除率和代謝特性，及局部腎臟組織濃度和曝露時間的長度等。因此藥物服用劑量與時間與腎損傷是相關，因腎實質體易受感染的促炎反應而損傷。導致內皮細胞激活和腎小球和腎小管周圍毛細血管結構變化，外源性和內源性因子也是造成急性腎損傷之腎毒性常見原因。

藥物引起腎小球病理變化，臨床表現為白蛋白丟失導致的腎病症候群，肇因於腎小球對血液過濾的通透性增加，導致蛋白質透過尿液流失、血液白蛋白濃度過低、身體出現水腫。藥物引起的腎小球病理變化也可能導致腎炎綜合症，以血尿、蛋白尿為特徵的綜合症狀，常伴隨水腫和高血壓。

第六節 **最常發生腎毒性的藥物** [184,185]

臨床上常見可能會損害腎臟引起腎毒性反應的藥物主要有以下幾類：

1）非類固醇抗發炎藥（NSAIDs）：乙醯胺酚（acetaminophen）、阿司匹林（aspirin）可引起慢性間質性腎炎。布

洛芬（ibuprofen）、萘普生（naproxen）常引起藥物性腎毒性最常見藥物，長期使用會導致慢性腎病。

2）抗憂鬱藥和情緒穩定劑：如治憂鬱症之氟西汀（百憂解、fluoxetine、prozac），治憂鬱症、焦慮症之三環類抗抑鬱藥之阿米替林（amitriptyline、elavil），治療抑鬱焦慮的多慮平（doxepin、zonalon），治療躁鬱症之鋰齊寧（lithium），都可能導致腎損傷。

3）抗組胺藥（antihistamines）：緩解結膜炎等過敏反應的第一代抗組織胺藥苯海拉明（diphenhydramine、benadryl）和治療失眠和過敏的多西拉敏（doxylamine、unisom）也可能導致腎損傷。

4）抗菌劑（antimicrobials）：包含抗生素、抗真菌藥、抗病毒藥也要謹慎。治療腦膜炎、肺炎及敗血症等之慶大黴素（大黴素、garamycin），有耳毒性及腎毒性；治療敗血症、肺炎、尿道炎等之阿米卡星（amikacin）；治療多種細菌感染之泰百黴素（妥布黴素、tobramycin）及治療細菌感染之新黴素（neomycin）等，都有腎毒性，毒性與劑量及治療時間有關，腎肝功能障礙、老年人及新生兒尤其注意。

5）他汀類藥物（statins）：口服降血脂藥物之辛伐他汀（simvastatin），有腎功能問題者宜降低劑量。阿托伐他汀（atorvastatin、lipitor、立普妥），治療血脂異常和預防心血管疾病，是可降低血液膽固醇水平的常見藥物，少數情況下他汀類藥物因易引起橫紋肌溶解症，從而導致急性腎功能衰竭。

6）氫離子幫浦抑制劑（PPI）：蘭索拉唑（lansoprazole），治療胃食道逆流和消化性潰瘍；泮托拉唑（protonix）治療胃潰瘍、胃食道逆流病（GERD）引起的糜爛性食道炎等。奧美拉唑（omeprazole）治療胃食道逆流、消化性潰瘍病、預防上消化道出血等。此類藥物可能也與急性間質性腎炎之藥物不良反應有關。

7）心血管藥物（cardiovascular medications）：用於治療心血管疾病的藥物，如血管緊張素轉換酶抑制劑（ACE 抑制劑）、血管緊張素受體阻滯劑（ARBs）和利尿劑如氨苯蝶啶（dyrenium），可能引起藥物性腎毒性。

8）抗逆轉錄病毒藥物（antiretrovirals）：用於治療 HIV/AIDS、肝炎、鉅細胞病毒感染的抗病毒藥物，可能引起腎小管細胞毒性和急性間質性腎炎。例子包括：阿德福韋酯（adefovir、hepsera）治療 B 肝之抗病毒藥；治療慢性 B 肝的替諾福韋（韋瑞德、tenofovir）；西多福韋（vistide）和茚地那韋（crixivan）等。

9）免疫抑制劑（immunosuppressants）：防止移植後器官排斥的鈣調神經磷酸酶抑制劑可能引起藥物性腎病，包括他克莫司（prograf）和環孢素（neural）等。

10）化療藥物（chemotherapy medications）：治療腦瘤之烷化劑卡莫司汀（gliadel）；含鉑抗癌的順鉑（cisplatin、platinol、CDDP），而順鉑和其他鉑類化療藥物，其急性和累積性腎毒性都限制其使用；干擾素 -α、治療胰腺癌之絲裂黴素（mitomycin C）等化療藥也可能引起藥物性腎病。

11）造影劑腎病（contrast-induced nephropathy）：暴露於 CT、MRI 和 X 射線等的靜脈內造影劑，可能導致腎小管細胞毒性和急性腎小管壞死、造影劑腎病。

12）濫用藥物（drugs of abuse）：海洛因（heroin）、可卡因（cocaine）、甲基苯丙胺（methamphetamine）、美沙酮（methadone）和氯胺酮（ketamine、ketalar）都可能引起急性腎功能衰竭。

13）草藥產品（herbal products）：某些中草藥如馬兜鈴酸（aristolochic acid）與藥物引起的腎毒性有關，特別是慢性間質性腎炎。

上述並無法完整列出可能導致藥物性腎毒性的藥物。如果因年齡、潛在的腎功能不全或糖尿病等合併症而處於藥物性腎毒性的高風險時，應該在使用任何可能導致腎損傷的藥物前與醫師或藥師討論評估腎功能與藥物的關係。急性腎小管損傷沒有具體的治療方法。因此，治療在很大程度上是保守的，重點是停止有害藥物，如何避免進一步的腎損傷是目前普遍的解決之道。

第七節 藥物引起之藥物性急性腎損傷 [186,187]

藥物引起的腎小管間質損傷是急性腎損傷的常見原因，特別是住院和重症加護病房的患者。

引起藥物性腎損傷是由幾種藥物直接造成急性腎小管損傷而來。這些藥物可能對細胞功能具有毒性，在通過近端小管的排泄時造成藥物性腎損傷，也可能通過誘導腎小管間質炎症而引發 T 細胞介導的免疫反應，從而促進急性間質性腎炎的發展。導致腎損傷是由於藥物在尿液中的不溶性，導致藥物在遠端腎小管腔內沉澱為晶體，造成腎小管阻塞而損傷和局部發炎，導致與藥物晶體相關的藥物性腎損傷。

　　從胃腸道吸收的多數藥物是親脂性和水不溶。通過肝臟代謝變成水溶性，因此更容易在膽汁中排泄或經腎臟過濾排出。外源性產物主要通過兩種機制在肝臟代謝，第一階段反應可通過氧化、還原或水解將親脂性分子轉化為更具極性的親水性分子。隨後產物通過腎小管或膜上的排泄轉運蛋白排出體外。在某些情況下，替代的解毒途徑可能會變得超負荷，從而導致肝毒性的發展。這可能解釋乙醯胺酚（acetaminophen），在正常治療劑量下，沒有毒性，但在增加劑量或飲酒時，可能會發生毒性。而第二項階段是要與母體化合物反應形成代謝物，該代謝物要有足夠的親水性進行排泄，則需將藥物或代謝副產物與高極性配體結合，形成易於排泄的無毒物質，導致藥理活性降低，同時藥物的清除率也會增加。

　　另一個途徑反應，是導致藥物穿過小管膜進入膽汁，這些轉運蛋白的主要作用，是調節膽汁形成和外源性物質的排泄，但轉運蛋白的活性改變也可能導致肝毒性。多數藥物和毒素通過胃腸道進入人體，少數直接通過肺或皮膚或通過腸

胃外途徑吸收。每種外來化合物都以原樣被消除或被酶代謝，經歷自發的化學轉化，或根本不被消除。多數化合物是親脂性的，通過胃腸道和肝細胞膜屏障進入體內。生物轉化是使治療藥物更具親水性的過程，以便可被腎小球過濾或排泄到膽汁中。

第八節 腎功能不佳 藥物半衰期將會拉長 [165,167,188-192]

　　每一種藥物經過動力學研究後，都會找到該藥的標準半衰期。

　　如了解藥物在體內之旅程，不難發現藥物在人體停留時間長短，主要取決於肝臟和腎臟。當藥物血中濃度降為原來一半，其所經過時間叫半衰期。雖然藥物代謝主要由肝臟執行，但多數藥物屬脂溶性，較易溶解在脂肪中，所以此類藥物無法直接排泄到尿液中，而是從肝臟排到膽汁中排出。此外，肝臟也可對脂溶性的藥物進行化學降解作用，如能改變為水溶性，即可從腎臟排泄到尿液中，最後排出體外。

　　如肝腎功能不佳時，藥物半衰期就會拉長，此時給藥劑量或次數就要調整，以避免藥物過量而產生毒性，這是臨床醫師與藥師須注意之處。服藥時，除遵醫囑按時用藥外，切勿道聽塗說自行服用過多藥品，這些沒必要的藥物不但無法出現藥效，反而可能增加肝、腎的負擔。

不論是否到達適當部位產生作用，多數藥物最終還是會回肝臟，並在酵素轉換下，代謝分解以提高水溶性，形成易排出身體外的分子。當然也有藥物本身分子很小且水溶性不錯的藥物。多數藥品代謝物分子會隨血液匯集到腎臟，最後由尿液排出體外；也有部份藥品透過膽汁由糞便排出，或隨汗液排出。有些藥品代謝物小分子帶有些微顏色，所以會見到服用某藥期間，尿液、糞便或汗液出現較深顏色，這可在服藥前向醫師藥師詢問清楚。

　　腎臟也是分泌紅血球生成素的主要器官，會隨腎功能衰退而減少分泌或使紅血球壽命縮短，而逐漸出現貧血現象。腎單位中的近端小管細胞具有大量的攝取和流出轉運蛋白和代謝酶，在外源性物質的處置中起著關鍵作用，也是毒性的主要部位。腎臟還參與一系列異物代謝的酶，這些酶對於體內和異種生物（包括藥物）的全身和腎內清除非常重要。

　　在過去的研究中，已證實腎小管上皮基底外側膜和頂膜上的轉運蛋白對藥物和化學物質的排泄非常重要。然而，很多的證據還證明，特定的細胞色素 P450 和可能藥物代謝酶，將有助於腎臟對藥物的代謝清除，因此腎病或腎功能受損者需調整藥物劑量。因此，美國 FDA 已建議進行臨床研究，須了解藥物是否可能成為腎臟轉運蛋白抑制的受害者，因為有些藥物對腎臟存有腎毒性的風險，腎臟是藥物毒性最常見的器官之一。

　　在常用處方藥中，近 20% 的毒性歸因於腎毒性藥物，越來越多的證據證明，如藥物在腎臟中積累到一定濃度，就

可能將膜轉運蛋白與腎病和毒性聯繫起來。因為，當藥物進入腎臟的吸收速度快於從腎臟排出的速度時，就會出現腎臟中的蓄積，這一過程通常是由轉運蛋白介導發生腎毒性。

小分子在轉運蛋白、腎小球濾過和被動擴散的幫助下通過主動轉運排泄，而蛋白質的整體排泄涉及排泄和重吸收間的相互作用。許多可溶性物質通過內吞作用在腎臟被重吸收，負責回收過濾，這對維生素、激素、酶和某些藥物的恢復是必不可少的功能。由於近端小管中過濾後的蛋白質重吸收是重要生理功能，通過調節維生素、激素、酶等生物學上重要的物質。如沒適當地重新吸收，腎小管液中的過量蛋白質，無論其離散的活性如何，都足以引發一系列傷害，導致腎小管損傷、間質炎症、纖維化和最終的腎衰竭。

為保護腎臟，減少藥物對腎損害應採取以下預防措施。如抗生素有不同程度腎毒性，不要服用祖傳秘方和民間偏方，如要使用藥方，應先明瞭配方或成分，徵詢醫師或藥師後，確定無腎毒性才考慮。服藥後宜多飲水，足夠尿量才能促進藥物排泄，減輕腎毒性。特別是老年人和兒童更要重視藥物腎毒性，選擇藥物種類和劑量尤其小心謹慎。絕多數藥物慢性腎損害是長期超量服藥造成，用藥要嚴格遵守醫囑，切不可自行加大用藥劑量和延長用藥時間。

第十三章

藥物關係學：直腸 出乎意料的直腸藥效 193-197

　　直腸給藥是在很多特殊情況下的一種替代給藥方式。

　　下消化道包括小腸的空腸、迴腸和大腸的盲腸、結腸（可分為升結腸、橫結腸、降結腸和乙狀結腸四段）、直腸等。儘管口服途徑是最方便的給藥途徑，但從臨床或藥學角度來看，有許多緊急狀況下是不可能的，例如：吞嚥困難、頑固性噁心和嘔吐、拒絕口服藥物或吐出藥片、腸胃梗阻或阻塞、食道狹窄或惡性腫瘤、意識喪失、精神狀態下降等。在以上情況下，直腸途徑就可能是實用的替代給藥方法，來

實現局部和全身作用。

　　與胃腸道比較，大腸直腸中的環境被認為是相對恆定和穩定的，酶的活性也較低。此外，直腸給藥全身吸收後，可繞過肝臟降低首渡效應。儘管直腸黏膜的表面積相對較小，此方式仍可為各種藥物提供顯著的局部和全身血中濃度。直腸藥物製劑的進一步開發和優化，也可改善藥物之生體可用率、製劑保留和藥物釋放動力學。然而，仍有很多缺點例如：體內對抗感染或細菌造成嗜中性白血球低下症、血小板減少症有出血風險、撞擊、便秘、腹瀉、肛門直腸疾病（如肛周膿腫和瘻管）、放置藥物會引起疼痛時（如發炎的痔瘡、肛裂或肛門或直腸病變）等，而無法使用。

第一節 大腸與其微生物組 [118]

　　大腸是胃腸道的最後一段，還可再細分為三個主要部位。

　　第一部分：是小腸和大腸交界處的盲腸（闌尾）。研究發現，盲腸與腸道細菌有關，可為腸內培育有益身體的細菌，維持消化系統健康非常關鍵，也是一個重要免疫器官，含有大量淋巴細胞，有效防止腸炎發生。

　　第二部分：是可細分為四部分的結腸，結腸黏膜光滑沒有絨毛，表面積小於小腸，內有種類繁多的細菌形成微生物

組，進行最後一段食物之澱粉、纖維質和醣類的消化，並處理所有廢物及殘渣，將剩餘營養物質、水、礦物質回收，對電解質平衡非常重要，通過腸道的時間每個人差異很大，約為 6~70 小時。pH 值在結腸中會再升高，剩餘的廢物被送到第三部分。

第三部分：是直腸，pH 值已升到 6.7 近中性，最後成為糞便排出體外，此三部分 pH 值範圍，可能因飲食及微生物而有變化。直腸是一個體腔，藥物可容易地被引入並保留在其中，且可從中吸收。有些重要原因如噁心和嘔吐情況下，直腸給藥可取代口服，但缺點是可能透過排便而中斷吸收，患者接受性較低。但直腸吸收藥物的機制與胃腸道上部的吸收機制幾乎類似。

大腸是胃腸道的最後部分，功能是處理廢物並將剩餘的營養物質和水回收，對體內平衡非常重要，剩餘的廢物作為糞便排出體外。結腸已被研究證實，是全身和局部藥物輸送的重要部位，在解剖學上，結腸可分四部分：升結腸、橫結腸、降結腸和乙狀結腸。大腸上皮的表面積透過排列成隱窩結構，結腸也被大量和種類繁多的細菌定殖形成了微生物組（microbiome）。

人體存有天文數字的微生物，腸道就約有百兆，估計有二百萬至三百萬基因數，是人類遺傳基因百倍以上。微生物族群所產生的代謝物將被吸收，甚至通過腦血腦屏障，影響生理機能，甚至身心狀態。人體腸道菌叢與身體各器官連結，如腸 - 腦軸（Gut-Brain axis），腸 - 皮膚軸（Gut-Skin axis)，腸 - 肝軸（Gut-Liver axis），腸 - 免疫軸（Gut-Immune axis），對人體的健康生理病理機制也扮演非常重要角色。

第二節 直腸給藥之局部和全身作用
直腸用藥比口服藥更具效果

　　直腸是大腸最末端，從乙狀結腸末端到肛管肛門括約肌，長約 15 公分，主要是排便過程中，排糞便管道或臨時儲存的地方，很少參與吸收水分和電解質。如糞便體積很小，直腸可能儲存糞便，直到擴張到足以啟動排便反射，因此，直腸可用作局部和全身作用藥物的遞送途徑。

　　直腸的上皮細胞是由非角化和無絨毛的細胞組成，因此用來吸收之表面積，小於十二指腸黏膜，有 pH 值 6~8 間的液體佔據，沒有緩衝能力，這特性可能阻礙了藥物吸收，也限制了藥物的溶解過程。這就是為什麼，通過直腸上皮對藥物吸收通常是不穩定和多變的原因，因為取決於發生的特定區域，一部分吸收量可直接進入體循環，而仍有一部分可能歷經首渡代謝。直腸給藥仍比口服給藥具更快的起效、更高的生體可用率、更短的峰值和更短的持續時間等優點，但相對的，也可能出現滲漏、滯留、刺激、不適、給藥疼痛和腹脹等困惱的問題。

　　與口服給藥相比，直腸給藥的其他優點，還可針對噁

心、嘔吐、吞嚥困難或意識不清的患者，也適用於味道難聞的配方，藥物吸收率也不受食物或胃排空的影響，是緩解便秘或治療痔瘡的首選途徑，而用於直腸的藥物可以是栓劑或液體形式，也可作為保留灌腸劑給藥。根據研究，約50%從直腸吸收的藥物會繞過肝臟，從而降低肝臟首渡效應，因直腸的靜脈引流，會經過全身性和肝門靜脈系統，所以藥物有較少的物理化學變化和較高的濃度到達循環系統。

第三節 直腸用藥適用於多元臨床醫療方式

直腸給藥在臨床上用於治療局部和全身系統疾病，包括便秘、痔瘡、肛裂、炎症和高鉀血症的局部治療；用於全身，可用於治療疼痛、發熱、噁心、嘔吐、偏頭痛、過敏和鎮靜等。

直腸製劑之栓劑或灌腸劑，通常用於短期治療。與肌肉內和靜脈內注射劑相比，直腸劑型通常製造成本較低，並且可由患者自行用藥，無需經醫學培訓的醫護人員，這對農村、偏遠和無法透過其他途徑遞送的特定藥物特別有利。然而，由於文化因素、潛在的不適、心理因素、衛生因素和滲漏困擾，反而造成患者不願直腸給藥。

因此，導致臨床上反而較少可用於直腸劑型的藥物，缺乏用直腸製劑治療的臨床病症，及缺乏對生體可用率研究。

直腸給藥也適用於有消化道問題患者，例如吞嚥困難、腸梗阻，也包括即將臨終患者，估計美國每年有 165 萬人接受臨終關懷。

因為直腸給藥除快速、安全、低成本，可方便替代其他給藥外，還可促進長期護理或姑息治療中患者的護理，或作為靜脈注射的替代方式，或其他情況下的給藥。但一般來說，直腸給藥卻不適用於新生兒，因脆弱的直腸內膜，除會造成吸收不穩定外，也可能導致感染風險。同樣地，對免疫功能低下患者，也可能提高外傷和隨後感染風險，因此仍應避免或謹慎使用。

目前臨床上應用於直腸給藥包括：治療疼痛與發燒之乙醯氨酚（acetaminophen）、治療脊髓和腦損傷引起肌肉痙攣之巴氯芬（baclofen），抗癲癇躁鬱神經痛之卡馬西平（carbamazepine），類固醇之地塞米松（dexamethasone），用於焦慮鎮靜催眠癲癇驚厥之地西泮（diazepam /valium、煩寧），用於抑鬱及神經官能症之多塞平（doxepin），抗精神疾病藥之氟哌啶醇（haloperidol），類鴉片鎮靜止痛藥之氫嗎啡酮（hydromorphone）、非類固醇消炎藥之布洛芬（ibuprofen），抗癲癇和抗躁鬱藥之拉莫三嗪（lamotrigine），抗腦癇藥之左乙拉西坦（levetiracetam），治療焦慮症之蘿拉西泮（lorazepam），鴉片類戒毒治療藥之美沙酮（methadone），治療噁心嘔吐之甲氧氯普胺（metoclopramide），鴉片類止痛藥之嗎啡（morphine），非類固醇類消炎藥之萘普生（naproxen），用於減少術後噁心

嘔吐藥之昂丹司瓊（ondansetron），鴉片類止痛藥之羥考酮（oxycodone），鎮靜安眠藥之苯巴比妥（phenobarbital），甲狀腺疾患的激素治療藥之左甲狀腺素（levothyroxine），治療癲癇躁鬱偏頭痛之丙戊酸（valproic acid）等。

第四節 吸收程度與直腸藥物劑型有絕對關係

　　臨床上直腸劑型可分為三大類，分別是液體劑型（如灌腸劑）、固體劑型（如栓劑、膠囊和片劑）和半固體劑型（如凝膠、泡沫和乳膏）等。

　　這些製劑都已開發成用於局部性、全身系統性、立即或長時間釋放藥物的輸送方式。藥物的理化性質（如分子量、溶解度、pK_a、穩定性）和所需的吸收速度仍是決定使用哪種製劑的重要考慮因素。對於固體劑型，在藥物吸收到粘膜前，需崩解、液化和溶解。與液體劑型相比，固體劑型的吸收通常較慢。

　　灌腸劑是直腸給藥的主要液體劑型，包含溶液、懸浮液或乳液形式，這些藥物通常從一次性塑料擠壓瓶中給藥，主要用於癲癇、便秘、胃腸道診斷或外科手術的清腸等。但須注意，灌腸劑本身的特性會影響是局部還是全身給藥。特別是，強低滲（吸收誘導）和高滲（誘導分泌）灌腸會決定全身藥物吸收。有趣的是，高滲灌腸在結直腸區域會引起上皮

組織損傷，因此需確定灌腸對人體和重複使用的安全性。

　　栓劑也是臨床上常見的直腸給藥劑型。栓劑通常由親脂性基質（如可可脂、椰子油、氫化植物油和硬脂）或親水性基質（如甘油化明膠和聚乙二醇）組成。栓劑也可設計成不同釋放速率和程度之劑型。親水性藥物傾向於在親油性基質中，表現有更好釋放；而親油性藥物在親水性基質中具更好釋放。儘管栓劑具有優勢，但仍有藥物吸收不規則、滲漏和不適等問題。

　　此外，半固體的凝膠和泡沫也是常見用劑型。凝膠是半固體配方，易於製造且成本低廉，但使用時，仍有穩定性、洩漏和混亂的困擾。傳統直腸劑型之液體栓劑，接近於半固體而非固體，使其在室溫下保持液態，在體溫下轉化為凝膠，而易給藥到體內，減少滲漏，限制在直腸腔的擴散，並改善與直腸粘膜表面的接觸。儘管還是有些優點，但由於穩定性、給藥劑量的準確性和不規則的藥物吸收仍限制直腸用藥發展。

第五節 **直腸給藥的理化特性及用藥須知**[198]

　　直腸用藥的理化特性會影響其通過直腸吸收的能力，這包括溶解度、電離度、分配係數和粒徑等。

　　從直腸劑型釋放後，藥物在直腸液中的溶解度將決定可

吸收的最大濃度。一般來說，藥物溶解度越高，溶出速度越快，吸收越快。藥物分子主要通過被動運輸或擴散作用，但擴散受許多因素影響，與藥物的脂溶性成正比。在直腸的pH值下，酸解離常數（pK_a）接近或高於生理範圍的鹼性藥物往往更容易被吸收，因為它們主要呈非離子化形式。

　　直腸用藥須知：在插入前，應排空直腸，因糞便會干擾藥物吸收；對固體劑型（如栓劑、片劑、膠囊），應考慮插入藥物大小以預測成功保留並避免排出。對栓劑，首先插入鈍端之基部時，停留保持最佳舒適姿勢，如要使用潤滑，請使用水溶性潤滑劑，用凡士林反而會抑制吸收。對液體藥物（例如，溶液、懸浮液、糖漿）：使用小型潤滑注射器來給藥，盡可能將藥物放在直腸中正確放置，為幫助藥物溶解，特別是脫水患者，可用注射器注入少量溫水（10毫升）幫助藥物溶解。

　　栓劑藥物是希望在直腸內利用體溫融化。所以可在家幫助小孩或老人使用，例如：首先用肥皂和熱水徹底洗手（也可戴一次性手套），請孩子或老人家側臥或前臥，將臀部輕輕放在一側，打開栓劑將其保持在靠近直腸的圓形末端，用一根手指將栓劑輕推入直腸，需進入約2公分。栓劑插入也可使用潤滑凝膠使病人更舒適。病人給藥後應側臥約15分鐘以上，使栓劑在腸內進一步擴散並確保藥物不流出。用藥後再次用肥皂洗手，如病人在插入後15分鐘內排空或上大號，則需補充另一栓劑。

第六節 糞便會影響藥物在直腸之溶解 也要考量身體狀況

在親水性和親油性間取得最佳平衡，對有效直腸給藥非常重要。

理想情況下，藥物應具有足夠親水性以溶於直腸液中，並具有足夠親脂性以穿透上皮。一般而言，直腸上部的藥物吸收通過門靜脈系統轉運至肝臟，可能有首渡代謝，而直腸下部的藥物吸收，則直接轉運至體循環。然而，藥物經直腸給藥時，很難以區分上部和下部區域，所以，個體間差異會影響體循環中吸收的藥量，也可能會出現生體可用率的變化。

直腸中糞便會影響直腸的粘度而影響藥物溶解、穩定性及與黏膜壁的接觸。這些因素會導致吸收不規律及藥物與糞便和粘液的非特異性相互作用。藥物的早期排出，包括排便後，也會影響可用於被動吸收濃度。因此，要根據個人的排便習慣而考慮給藥時間。

身體之病理狀況也會影響直腸給藥的有效性。包括結腸直腸疾病，例如炎性腸病、腸易激綜合症、痔瘡、肛裂、腸失禁和急性胃腸道感染等，吸收的藥量也隨大腸組織之完整性、粘膜炎症和腸蠕動的變化而變。影響直腸黏膜完整和屏障情況時，例如，局部創傷、肛裂和痔瘡破裂，會導致難以預測的吸收及給藥疼痛。

因黏膜發炎、感染或肛門外傷時，會增強其上皮黏膜細

胞的通透性，黏膜表面改變、潰瘍和隱窩變形而導致的腸道屏障破壞，發炎組織免疫細胞的浸潤，因此會增加腸黏膜吸收的藥量。此外，改變胃腸道的疾病也會影響直腸給藥的有效性，例如，許多急性胃腸道感染引起的腹瀉、肌肉或神經損傷引起的腸失禁。

相反的，甲狀腺功能減退和糖尿病所影響的內分泌系統失衡，或影響中樞神經系統造成的多發性硬化症和帕金森病，就常發生便秘。這包括可引起便秘的藥物（如阿片類藥物、抗膽鹼能藥物、止瀉藥、含鋁或鈣的制酸劑、鐵／鈣補充劑、利尿劑、維拉帕米和可樂定）和可引起腹瀉的藥物（如瀉藥、抗生素、秋水仙鹼、細胞毒劑、地高辛、鎂、非固醇類抗炎藥、奧利司他、阿卡波糖和二甲雙胍等）。

第七節 有些藥物會引起便秘和腹瀉 [117,199,200]

最近的兩項大型流行病學研究證明，藥物引起的腹瀉和便秘可能比以前認識的更常見。小腸（近端十二指腸至盲腸）的正常轉運時間為 2~6 小時，而大腸為 12~36 小時，藥物對結腸推進運動的影響可能具更大意義。在一項研究調查中，使用藥物和多重用藥與便秘和腹瀉是相關的。

特別是口服利尿降壓劑之呋塞米（frusemide）、用於治療甲狀腺功能受損之左旋甲狀腺素（levothyroxine）和非

類固醇消炎藥之布洛芬（ibuprofen），可能與便秘有關。另外，用來治療癲癇的癲通錠（卡馬西平、carbamazepine）和治療精神科躁鬱症之鋰齊寧（鋰鹽、lithium carbonate、碳酸鋰）則與腹瀉有關。有趣的是，以前文獻報導呋塞米（frusemide）和布洛芬（ibuprofen）是腹瀉而不是便秘。在一項針對老年人的療養院研究中，多重用藥治療可能與腹瀉有關，涉及的藥物包括抗生素、精神藥物、用於治療痛風之別嘌醇（allopurinol）和治療高血壓之血管緊張素 2 抑制劑（angiotensin-2 inhibitors、ARBs）等。

此外，用於高血壓的心血管藥物也可能引起便秘（如治心絞痛或高血壓之鈣離子阻斷劑的維拉帕米 verapamil）和腹瀉（如 β 阻斷劑），可能與其藥理作用有關。有趣的是，抗高血壓藥之血管張力素轉化酶抑制劑（ACE inhibitor、ACEI）也可能會引起腹瀉。ACE 抑制劑在調節迷走神經張力中的作用和限制血管緊張素 -2 受體刺激的作用已被提議作為一些患者便秘的治療方法。眾所周知，阿片類藥物（opiates）會導致便秘，約 40% 患者會出現。它可能是抑制腸壁上的阿片類藥物受體來介導的，引起的便秘可能很嚴重而導致停藥。

第十四章

藥物關係學：陰道
女性私密處用藥解析[201-209]

　　陰道置入藥物是古老治療方法之一，也是古埃及的五種給藥途徑之一，人類歷史上第一個書面記載，陰道內給藥竟可追溯到西元前 1850 年。

　　陰道給藥是將藥物直接放入陰道內的給藥方式，不僅可直接到達病灶，發揮局部治療作用，還可避免肝臟首渡效應，發揮全身治療作用。優點是藥物還是在陰道內附近組織，如子宮頸，不良反應及副作用相對比其他給藥途徑少。

　　從解剖學角度來看，女性身體因有生育功能而呈現許

多獨特生理特徵，這些都與生殖器（如陰道、子宮頸、子宮內、輸卵管內和卵巢內）、懷孕期的生理變化（如羊膜外、羊膜內和胎盤內）和女性乳房（如乳房導管內）的構造有關。從正常身體幾個重要部位 pH 值就可看出有趣變化。例如胃酸呈強酸 pH 值 1.35~3.5，可幫助消化和預防微生物細菌病毒入侵；皮膚呈弱酸 pH4~6.5，提供保護屏障，也可防止微生物過度生長，從外層之角質層 pH 4 到基底層 pH 6.9 是有梯度的；而陰道中健康酸性環境 pH 值小於 4.7，如此才可防止微生物或細菌過度生長。

陰道給藥可用於治療和預防多種疾病，包括細菌、真菌感染、殺精劑、避孕、激素治療和癌症等。常見的陰道藥物為：治療陰道感染的抗微生物劑、抗真菌劑、避孕藥或殺精劑，及荷爾蒙替代療法、引產和中斷妊娠等相關藥物等。

第一節 陰道感染病症比想像中更多樣化及複雜 [210,211]

陰道位於直腸、尿道和膀胱間，從體外連接外陰、子宮頸、子宮及上生殖道的纖維肌肉管狀器官，是連接子宮頸和前庭的管狀黏膜組織。

子宮頸附近無自由神經末梢，不會感覺放置在此的藥物及避孕裝置。而陰道粘膜是非角質化的複層鱗狀上皮，易受雌激素（estrogen）或助孕素（progestogen）荷爾蒙之刺激，

造成藥物滲透和吸收障礙。有趣的是，月經和精液的存在能暫時增加陰道 pH 值而偏鹼，並可能干擾陰道內成分而影響藥動學。

　　陰道粘膜表面是被酸性粘液覆蓋，即是子宮頸粘液和組織滲出液，也含少量來自前庭腺分泌物、宿主細胞和尿液殘留的混合物。前庭腺是會分泌無色、鹼性、黏稠液體，以降低性行為過程的摩擦。這些液體 pH 值 3.5~4.5 使內部環境處於酸性狀態，這雖與肝糖（糖原、glycogen）降解產生的乳酸（lactic acid）有關，但主要還是由自然存於陰道內之乳酸桿菌有關，陰道微生物群系可能從母體獲得或受遺傳影響。

　　醫學界原認為，陰道內乳酸菌為主的微生物群系比複雜的微生物菌叢健康；但研究發現，並非每種乳酸桿菌都能帶來陰道良好的健康；相反，陰道的健康狀態取決於微生物和陰道間的複雜關係。如微生物菌叢生態失衡會增加兩個風險：最常見的是細菌性陰道炎，導致令人不快的魚腥味和水樣分泌物；而另一是因細菌性陰道炎或其他形式的菌叢失衡造成生殖健康的損害。陰道微生物菌叢多以一種或多種乳酸菌為主，但多數的細菌種類更加多樣，沒有一種絕對佔優勢乳酸菌微生物適合所有人。因為研究發現，一特定微生物群系可能對一女性無傷大雅，但對另一女性卻可能是困擾。

　　正常菌群是某些微生物與宿主在長期進化過程中所形成的共生關係，對人體無害的一類細菌，自然生活在我們身體和體內和平共存，對健康有很大貢獻。除可保護免受病原體

侵害，也可幫助免疫系統發育，甚至影響對某些環境的反應，一些微生物改變方式使更具毒性，而一些則起緩衝作用，使環境物質的危害性降低。陰道生理表現會因年齡、懷孕、pH 值、吸煙、血壓、膽固醇和激素水平出現很多變化。

陰道感染一直是常見婦科問題，是因陰道受許多病原體攻擊，例如：病毒（如人類免疫缺陷病毒、HIV）、細菌（如黴漿菌、陰道加德諾菌）、真菌（如白色念珠菌、煙麴黴菌）或寄生蟲（如陰道滴蟲）等感染。常見病症包括：細菌性陰道病、需氧性陰道炎、念珠菌病、性傳播感染、萎縮性陰道炎、脫屑炎症性陰道炎、宮頸炎等。一旦感染出現的相關症狀包括：瘙癢、灼熱、疼痛、異常出血、異常分泌物、陰道皮膚病、過敏和刺激等。

第二節 陰道給藥用於治療和預防多種疾病

據統計超過 70% 之 15~35 歲育齡婦女，諮詢婦科醫師最常見即是陰道感染、細菌性陰道炎或念珠菌病等，但在確診病因和診斷時，仍存有許多不便及困擾。

使用抗菌藥治療時，常因可能是不同感染源或菌種，而苦惱無法有效根治而復發。此外，身體不適造成的焦慮、煩躁和憂鬱也可能影響正常生活，並對性生活、自尊、情緒和生活品質產生負面影響。陰道是非常複雜的微環境，有同時

具疏水和親水區域、高孔隙率、淨負電荷和孔互連性等，使其成為藥物吸收的有效屏障。陰道給藥後的藥物釋放、分佈和吸收則必須取決於陰道液的量和質，此液體來自於陰道壁滲出液、宮頸和前庭腺分泌物、脫落的上皮細胞或殘餘尿液的成分及來自上生殖道的液體等。在正常生理條件下，液體應是濃稠、透明或略微不透明，但由於細菌、真菌或其他感染，可能會變成奶油狀、塊狀、綠色或黃色，並帶有特殊氣味。

　　臨床上的製劑有固體劑型（如陰道片劑、陰道環）、軟的半固體劑型（如陰道栓劑、陰道軟膏、陰道凝膠、陰道乳膏、陰道乳劑、膠囊劑）、液體劑型（如陰道溶液、陰道混懸劑）、無紡多孔紡織材料和纖維編織網等。而藥物種類有雌激素、孕激素、抗細菌藥、遞送婦科藥物（如引產劑、殺精子劑、抗菌劑、前列腺素和類固醇）等。又可分全身給藥（如避孕激素和前列腺素）和局部給藥（如殺精子劑、抗尿路感染和念珠菌感染的藥物、抗菌陰道病藥物、分娩誘導劑等）兩大類。

　　多數情況下，陰道感染的局部治療已被證明與口服治療一樣有效，且可能因局部藥物濃度更高，藥物相互作用和副作用更少，但微生物對藥物的耐藥性和控制感染復發的困難仍然存在，使得需要更有效的局部治療藥物，來克服常用劑型之陰道滯留率低和用藥不適等相關問題。

第三節 **陰道酵母菌感染及陰道藥物** [212,213]

　　酵母菌感染是由念珠菌屬的酵母菌引起的，最常見的就是白色念珠菌。

　　念珠菌通常生活在皮膚和身體內部，例如：口腔、喉嚨、腸道和陰道。平時健康時不會引起任何病症，但如陰道內環境發生變化時，念珠菌不正常增生就可能導致感染不適。此外，荷爾蒙、藥物或免疫系統變化等也可能增加感染可能性。所以，酵母菌在健康體內處於平衡狀態時就沒問題，但當失去平衡，就會迅速生長而產生感染症狀。陰道感染通常就是由酵母菌過度生長所引起，通常歸因於念珠菌之間平衡的紊亂、陰道定植和陰道環境的生理或非生理變化。

　　酵母菌感染會導致外陰灼熱、瘙癢、發紅，陰道腫脹、小便時疼痛或不適、性交時疼痛、白帶異常並改變陰道分泌物，此酵母菌感染並非性傳播感染，臨床上的陰道炎感染包括：外陰陰道念珠菌病或陰道念珠菌病。但須注意，真菌可能生活在身體其他部位，例如存於口腔、消化道和陰道中的酵母菌也是念珠菌。通常念珠菌不會引起病症，正常存於我們身體，可能是其他細菌幫助它生長，或某些因素使好菌難以對抗壞菌，壞菌獲勝，才出現生病病症。這些因素包括：使用抗生素、避孕藥或某些類固醇等。此外，某些生活方式也會增加感染風險（例如穿著濕漉的泳衣坐著、沒有換掉汗濕的衣服、佩戴有香味的衛生棉條、沒常更換棉墊、或使用陰道除臭劑、穿著棉質內衣和寬鬆的衣服等）。此外，也不

要隨意常沖洗陰道或使用私處護理噴霧，因為沖洗可能會減少實際控制真菌的細菌而造成陰道菌相生態失衡。

多達 75% 女性一生至少感染一次陰道酵母菌感染，超過一半的人會感染兩次或更多。約 5~8% 女性在一年內歷經 4 次或更多酵母菌感染，此即為復發性或慢性感染。酵母菌感染是陰道炎的第二大常見原因，多數受影響的主要症狀是瘙癢，因隱私權造成很多女性自我藥物治療，因此病史和正確的診斷檢查就相對重要。儘管許多人使用非處方藥物療法，但研究證明，很多自我治療是失敗並造成重複發作的結局。一般而言，停經前婦女的念珠菌病主要局限於前庭和外陰，症狀發生在月經前，而停經後婦女的念珠菌病則發生在腹股溝和外陰區域。其實，最大的挑戰是抗真菌藥的抗藥性，因許多女性自我治療，未經正確診斷的非處方治療，通常因不精準造成無效治療而延誤就醫，因此減少自我治療及隨意買非處方藥自行使用，將有助於降低抗藥性產生的風險。

抗真菌藥物係透過對抗體內酵母菌過度生長而起作用。藥物可口服，通常口服一劑氟康唑（fluconazole）或局部使用（最多 7 天）。也可將外用藥物塗抹在陰道區域或使用塗藥器將栓劑放入陰道內，常見抗真菌藥物是咪康唑（miconazole）和特康唑（terconazole）等。

酵母菌的治療取決於感染嚴重程度和頻率。對輕度到中度症狀和發作不頻繁感染，醫師可能建議：短療程用抗真菌藥治療 3~7 天，通常可清除酵母菌感染。醫師也可能處方口

服氟康唑（diflucan），但如懷孕則不建議使用口服藥。如治療沒解決或復發，請找醫師再複診。如症狀嚴重或頻繁發生酵母菌感染，醫師可能建議：長療程抗真菌藥物治療，每天使用，最多持續兩周，然後每週使用一次，持續六個月。多劑量口服藥物，可能會開兩或三劑口服抗真菌藥物，但不建議孕婦使用。

對嚴重的酵母菌感染，醫師可能處方使用抗真菌陰道乳膏、栓劑或陰道藥片。常用如克黴唑（clotrimazole）、咪康唑（miconazole）、噻康唑（tioconazole）、布康唑（butoconazole）、特康唑（terconazole）等。一般來說，藥物濃度越高，服用時間越短。例如，名稱後帶有數字 7 的陰道霜通常使用 7 天。如相同產品名稱有 3，是更濃縮的陰道霜，只需使用 3 天。當然醫師也可能處方類固醇乳膏，以緩解陰道口或外陰周圍組織更嚴重的炎症、發紅和疼痛。

值得注意的是，如不斷感染陰道酵母菌，性伴侶的生殖器區域，也可能有類似症狀發生，如發紅和瘙癢等，這可能發生乒乓效應互相感染所致。為避免這效應持續發生造成困惱，建議性伴侶最好也陪同診斷，如診斷確定後，有必要同時使用抗真菌藥物進行治療。此外，研究還發現，性行為，尤其是口交容易從口腔微生物傳播到陰道而引發二次感染。

第四節 細菌性陰道感染及陰道藥物

　　細菌性陰道炎也是常見陰道細菌失衡，陰道內有害菌大量繁殖導致細菌性陰道炎。

　　儘管多數女性之細菌性陰道炎在使用抗菌藥後得到有效治療，但仍有約 30% 在治療 4 週後會復發，病原體的不完全根除和保護性乳酸菌菌群的重建失敗是解釋復發的主因。研究也發現，致病的病原微生物對藥物的耐藥性也是主因之一，因此需有新的治療策略來克服抗藥性問題。細菌性陰道炎的分泌物可能是白色或灰色，也可能有魚腥味；酵母菌感染的分泌物則可能看起來像乾酪，顏色偏白色或灰色。

　　常見症狀是陰道刺激和分泌物、外陰灼熱、瘙癢和腫脹。儘管長期抗真菌治療，許多復發仍可能由酵母菌株引起，而不是外源性再感染，在復發研究病例中，治療前後分離的菌株是相同的。治療的目標是在 24~48 小時內立即緩解外陰陰道炎症症狀，並且在治療後 4~7 天預防復發，通常需要有長期治療的抗真菌藥物和策略。在 10% 的患者中有複雜的復發而需更長時間的治療，有時還經常結合局部和口服治療，或多重藥物治療策略。

　　細菌性陰道病是常見陰道感染，當生活在陰道的正常菌過度生長，導致失衡就會發生感染。症狀包括灰白色分泌物，聞起來有魚腥味、發癢或疼痛。有些無需治療即可消失，而有些則須抗生素治療。通常治療是處方藥抗生素，克林黴素（clindamycin）或甲硝唑（metronidazole）等。但須

注意，沒有治療細菌性陰道病的非處方產品。避免使用用於酵母菌感染的沖洗劑或產品，這可能使細菌性陰道炎惡化。研究認為，治療許多缺乏乳酸桿菌的無症狀是無須過度使用抗生素。雖然克林黴素和甲硝唑對細菌性陰道炎有效，多數在治療後症狀消失，但仍約一半女性在第一次感染後，一年會再出現症狀，如感染更頻繁復發，須與醫師討論預防性治療的選擇，建議性伴侶同時接受治療，雙方應避免性交，直至完成治癒。

　　服用甲硝唑的不良反應，主要是胃腸道反應，包括噁心、嘔吐、金屬味等。可隨餐服用來減少不良反應。此外，在服藥期間應避免飲酒，因易引起雙硫侖樣反應（disulfiram-like reaction），即類似宿醉反應，症狀包括：皮膚潮紅、心率加快、呼吸急促、噁心、嘔吐、劇烈頭痛、視覺障礙、精神錯亂等。克林黴素被認為可安全用於口服和陰道形式的孕婦，但仍可引起噁心、嘔吐和腹痛等副作用。

第五節 陰道液 pH 值是健康狀態的重要指標 [214]

　　育齡婦女正常陰道 pH 值範圍 3.8~5.0，屬中度酸性。正常陰道被一層薄薄的透明陰道液覆蓋，許多因素都可能導致 pH 值的變化或失衡，包括感染、衰老、性活動和沖洗等。

　　常見陰道微生物組乳酸桿菌可產生酸性 pH 值和細菌素

來殺死陰道中的其他細菌。乳酸桿菌可在陰道內產生酸性環境，保護女性免受性傳播病原體和感染。如正常菌群的乳酸桿菌缺乏或不足，生態系統就會不平衡，陰道內的其他微生物或細菌可能就會過度生長，導致陰道炎。所以，陰道 pH 值是陰道炎有用且獨特的標誌，是確定陰道健康的重要指標。pH 值異常會增加陰道炎可能性，如 pH 值 4~4.5 或更低時，可能沒陰道炎；pH 值大於 4.5 則可能有陰道炎和細菌性陰道炎。如陰道毛滴蟲感染時，pH 值可能增加到 6.5 或更高，pH 值也會受整體健康狀況影響，包括年齡、陰道水合狀態、日常飲食和安全性交等，但在月經前和停經後，陰道 pH 值可能略高於 4.5。

　　陰道的微生物以嗜酸乳桿菌最為重要。這特殊乳酸桿菌可將陰道粘膜的糖原發酵成乳酸而釋放氫離子，產生酸性環境提供保護作用，防止不好微生物群繁殖過快而導致感染。如這生態系統不平衡，易導致異常 pH 值，此也可應用於確定細菌病原體的存在及更年期狀態。此外，研究證實，陰道 pH 值的升高可能導致孕婦細菌性陰道炎和自發性早產。因此，陰道 pH 值對女性的健康非常重要，隨自我診斷和自我治療的需求不斷增加，通過自我監測陰道 pH 值，增強陰道健康檢查的積極性，可進一步促進陰道健康，可有效管理女性私密處之健康和預防感染。

　　然而在女性日常生活中，有很多因素也容易導致陰道 pH 值失衡，例如無保護的性行為、服用抗生素、陰道沖洗、月經週期的變化等。性行為導致陰道 pH 值失衡，是因精液

呈鹼性，pH 值約 8.0 而改變陰道 pH 值，可能引發細菌生長，即使在 10~14 小時後，陰道仍保持較高之 pH 值，以致使受感染的保護力變弱。

雖然，抗生素可抑制細菌生長或殺死細菌治療細菌感染，臨床上也用來治療陰道炎。但不幸的是，抗生素殺死有害細菌的同時也會殺死有益菌。但對症狀嚴重患者，醫師仍會考慮處方使用，因抗生素仍可在短時間內迅速改變陰道微生物組而緩解症狀，必須注意抗生素是處方藥，千萬不可自行隨意使用，以免產生抗藥性。

正常情況下，陰道也具有自潔功能。除用乾淨水正常沐浴外，過度清潔或沖洗陰道，不僅可能沖洗掉分泌物，還會造成菌群失衡，pH 環境異常。而被破壞的生態系則易導致不良反應，包括細菌性陰道炎、盆腔炎、妊娠併發症、甚至子宮頸癌等。因此陰道灌洗仍須注意其風險，太頻繁的沖洗也可能弊大於益。

女性的月經週期會受到內分泌、自分泌和旁分泌因素的嚴格控制。這些因素會調節子宮內膜重塑並調節卵泡發育、排卵和卵巢黃體化等。在月經時，經血雖被衛生棉或護墊吸收，但經血呈微鹼性，易導致陰道 pH 值升高。而荷爾蒙失調也會引起月經週期紊亂，除經血異常外，還可能引起陰道黏膜紊亂，進而影響微生物微環境，導致陰道炎風險增加。經期正常健康的女性，陰道 pH 值通常 3.8 ~ 5.0。月經異常也易導致陰道 pH 值異常，隨後出現之相對較高 pH 值也易導致細菌性陰道炎風險。

正常陰道菌群是以乳酸菌為主，來維持陰道酸性 pH 值，目前被認為是健康狀態的標誌，此酸性 pH 值也被認為是防止病原體增殖的關鍵保護因素。陰道黏膜給藥的治療和避孕方面的臨床應用，越來越受國內外藥廠與學者關注，因為陰道是密集血管網絡的局部和全身給藥的途徑，與口服藥相比，具有減少胃腸道副作用、繞過肝臟首渡代謝、易於自行置入和取出的劑型、對低分子藥物具有高滲透性等優點。

第六節 新型陰道製劑仍有待開發中

子宮頸陰道粘液（CVM）是由粘蛋白纖維形成，可對陰道起自潔作用，也是導致傳統藥物劑型分佈和保留不佳的原因。

儘管存在這些困擾，通過陰道製劑開發宮頸癌的新治療方法，仍然值得研究開發，以便為女性患者提供更多選擇。此外，陰道藥物還需調整其化學組成、表面性質、表面功能化來設計粘膜粘附和穿透性之劑型，以提高活性藥物的吸收和生體可用率。例如，陰道片劑可在陰道內快速溶解、分散、崩解和藥物釋放為其優點，常用於治療陰道炎；而固體栓劑因易於製造且成本低廉，但陰道停留時間相對較短，導致需頻繁給藥。

半固體凝膠也是應用最廣泛的陰道劑型之一，具有易接

受、方便性和成本低等優點，但存在給藥混亂、易滲漏、分佈不均勻等缺點。奈米凝膠能有效殺死癌細胞，促進藥物滲透。奈米藥物也可延長在陰道內滯留時間，改善藥物在陰道黏膜的定位，提高療效並減少不良反應。儘管市場上有許多婦科藥物的陰道製劑在研究開發中，但遺憾的是，目前仍很少有藥物通過陰道內給藥，廣泛應用於治療子宮頸癌或子宮頸上皮內瘤變（CIN）之凝膠製劑。比起放療、手術等方式，較不會破壞子宮頸結構，減少未來不孕、性功能受損的風險。雖然化療也是一種治療選擇，但靜脈給的藥物到達子宮頸上皮表面的效率很低，易導致嚴重全身副作用。當然有優點就有缺點，如陰道凝膠容易滲漏和停留時間短，局部刺激導致療效差，無法滿足子宮頸癌治療的需要。

第七節 藥物反應也存在性別差異 [215-227]

男性和女性對藥物的反應其實不同。然而，在藥物臨床應用領域，性別差異在很大程度上是被忽略的。

過去幾十年來，為克服生物醫學研究中的性別差異，美國 FDA 和國家衛生研究院於 1993 年授權在美國將女性納入臨床試驗。儘管如此，仍發現有些藥物對女性不良反應的風險仍大。在美國 FDA 批准的藥物中，也發現部分藥物在藥動學和功效方面表現出顯著的性別差異。例如女性在服用鎮

靜劑後，更容易在次日受到影響，因女性的藥物清除速度比男性慢。此外，女性也有可能對某些藥物有出現不良副作用的較大風險，這可能與兩性間明顯的腸胃道生理差異有關。

藥物溶解是藥物吸收的重要限速步驟。然而，研究發現正常體重男性胃和小腸中的液體量高於女性。就胃 pH 而言，女性在禁食狀態下之 pH 值高於男性，這可能是由於胃酸分泌減少和胃較小所致，胃酸分泌低可能就影響藥物離子化和 pH 敏感的溶解度，妨礙藥物吸收，從而影響口服藥物的生體可用率。

男女生理結構的差異，也對健康和疾病產生非常大影響，因此對藥物治療也有不同反應結果。例如研究發現女性在使用抗血栓藥物、利尿劑、抗憂鬱之血清素回收抑制劑、或抗精神病藥物時，比男性更容易出現副作用，這些結果都與藥動學和藥效學變化有關。因為女性一生都經歷與荷爾蒙和生殖相關的生理變化，這些變化與藥物的反應可能也有關，因此用藥時需特別謹慎注意，尤其在懷孕期間，藥物的作用不僅影響母親，對胎兒的影響更不容忽視。

第八節 藥物吸收及腸道微生物之性別差異 [228]

許多微生物存於人體許多部位，例如皮膚、口腔和陰道，大部分存於腸道中。

與男性相比，停經前女性的胃排空時間明顯長於男性，但停經後女性，胃排空時間則縮短並與男性類似。因藥動學因素可歸因於胃排空時間之差異，女性的結腸轉運時間也明顯長於男性，對口服藥的生體可用率就會產生影響。因此，緩釋劑型的較長腸胃道停留時間，可能有助於增強女性的藥物吸收。進一步討論男女性別對不同藥物反應時，可能是由於男女之腸道微生物組的差異。越來越多的研究證明腸 - 腦軸線（gut–brain axis）的重要性，這是大腦和腸消化道間的溝通橋樑，而腸道微生物菌群和內分泌系統也有關。細菌可能刺激荷爾蒙產生（例如血清素和多巴胺），對宿主激素（如雌激素）作出反應，並調節其他激素來平衡人體荷爾蒙。研究證明，男女間腸道微生物群的多樣性，可能在藥物對性別差異扮演非常重要的角色。

研究發現，疾病會影響兩性的正常腸道生理和功能，從而改變藥物吸收和生體可用率。例如帕金森病患者服用之左旋多巴（levodopa），因胃排空時間的不規律，可能縮短藥物在胃中溶解時間，導致吸收延遲和不完全吸收。研究證明，在女性帕金森病患者中，左旋多巴的生體可用率明顯較高。雖然，為明瞭藥物吸收的性別差異的研究仍非常有限。但很明顯，由於腸胃道、胃酸量、胃 pH 值、轉運時間、膜轉運蛋白的表現、微生物組和疾病發作的動態相互作用，男性和女性對藥物的反應還是不同的。

第十五章

藥物關係學：皮膚 最常受藥物不良反應影響[231-234]

皮膚是覆蓋人體全身的最大外皮系統器官，總重量約人體 16%。

皮膚有許多功能，包括保護身體、排汗、感覺冷熱溫度和壓力等知覺、體液平衡調節、皮表水份保持、分泌及排泄、光線防禦、維生素 D 合成和吸收、感覺器官、保護身體免受外部傷害、免受物理性、機械性、化學性和病原微生物的侵襲等。皮膚由表皮、真皮和皮下組織構成，內有汗腺、頂漿腺、皮脂腺、毛髮、毛囊及指甲等，是最常出現皮

膚藥物不良反應之處。

　　皮膚老化時，就會出現鬆弛與皮下組織流失，也會形成皺紋。大家最關心的膚質就是皮表外觀，也是皮膚的皮溝、皮丘與皮紋，這取決於皮膚含水量、含脂量、酸鹼度、及皮表角化程度等，也是常說油性、中性、乾性、混和性、敏感性皮膚的由來。皮膚的主要功能為保護身體不受外界刺激及傷害，因此皮膚的吸收屬於有條件的吸收，而非來者不拒。如水在皮膚上是不被吸收，而油脂類被吸收的條件，是要經過乳化過程，因皮膚表皮是天然乳化性酸膜，一般而言，皮膚保養品與皮膚都屬乳化性，因此易被皮膚吸收。

　　所謂藥物不良反應，是指患者在使用某藥物治療時，產生與治療無關的作用。藥物是雙面刃，幾乎沒有不良反應的藥物，所以也被定義為在常用劑量下，發生對藥物的有害和意外反應。其實，這是全世界健康的公衛問題，所有服用全身性藥物的患者中，竟有 0.1~1% 會產生藥物不良反應，嚴重影響患者的治療與健康相關的生活品質，也衍生出高成本的醫療相關費用。

第一節 皮膚是最常受藥物不良反應影響的器官 [235-241]

　　藥物引起的皮膚病或皮膚藥物不良反應，是由藥物或其代謝物引起皮膚、粘膜和皮膚組織的臨床症狀。令人驚訝的

是，皮膚竟是最常受藥物反應影響的器官，可能影響 10%的住院患者和 1~3% 的多重藥物使用者。幸運的是，多數是輕度或可自行解決，然而約 2~6.7% 可能會發展成危及生命疾病，所以還是不能輕忽皮膚反應的臨床症狀。

根據統計，藥物在皮膚及指甲、頭髮、腺體出現的不良反應占比竟可高達 45%。成人患者皮膚藥物不良反應約1~3%，兒童約 2.5%。其發生率又因種族和觸發藥物而異，但研究統計指出，藥物引起的皮膚病或藥物不良反應的發病率約在千分之一到萬分之一的範圍內。

雖然，無法預測發生皮膚不良反應，且初期臨床表現差異又因人而異，但要特別注意，如果發生喉嚨痛伴隨發燒、口腔黏膜潰爛、皮膚紅疹、眼睛癢、水泡等症狀，就可能要懷疑是藥物不良反應，但有些不適症狀常被誤為上呼吸道感染、感冒或一般過敏而輕忽。文獻報導約有 29~35 種皮膚之藥物不良反應，但最常見包括：蕁麻疹伴或不伴血管性水腫、斑丘疹藥疹、固定性藥疹、多形性紅斑和血管炎等。不常見但較嚴重的包括：紅皮症、藥物疹合併嗜伊紅血症及全身症狀、史蒂文生氏 - 強生症候群、毒性表皮壞死溶解症、急性全身發疹性膿皰症和血清病等。

多數人對皮膚藥物不良反應都缺乏警覺，甚至易導致對疾病的過度診斷或誤診，皮膚不良反應發生頻率，及診斷準確性還是因人及國家、地區而異。研究報導，常見的觸發藥物包括：抗菌藥、鎮痛藥、抗炎 / 解熱藥、抗驚厥藥、抗精神病藥、疫苗、化學療法或生物療法等。

第二節 皮膚不良反應的風險因子

嚴重皮膚藥物反應的評估需詳細臨床病史和檢查，以確定罪魁禍首之藥物並評估過敏狀態。

台灣藥害救濟基金會，從 1999~2021 年統計資料顯示，藥品導致皮膚相關不良反應竟占整體案件數 67%，為藥害救濟給付案排名第一，其中以史蒂文生氏 - 強生症候群、毒性表皮壞死溶解症、藥物疹合併嗜伊紅血症及全身症狀為前 3 名。

一般來說，每個人對藥品之療效及副作用都不相同，尤其容易出現皮膚相關之不良反應。這些相關風險因素包括：女性、年齡 < 60 歲、住院、肥胖和免疫失調等。且發生風險隨服用藥物的數量、病毒感染狀況、藥物代謝的遺傳變異和人類白細胞抗原（HLA）的關聯而增加。服用藥物，通常於投藥當天至數天後，如發生不適症狀，就要懷疑是否產生藥物不良反應，且將其所有服用之藥物一併告知醫師藥師，配合醫師臨床診斷、藥物時序之建立、過敏史等，以利進一步評估其相關性，及時停止使用懷疑之藥物以免延誤病情。

在臨床上，藥物不良反應可分成兩大類：

1）立即性：給藥後一小時內發生不良反應，被認為是由免疫球蛋白 E（IgE）有關。常見症狀包括：尋麻疹、血管性水腫、全身型過敏性反應、類全身型過敏性反應等。常見藥品包括：非類固醇抗發炎藥（NSAIDs）、盤尼西林類、磺胺類抗生素、頭孢菌素類抗生素、鈣離子阻斷劑、麻醉藥

物、顯影劑等。

2）延遲性：給藥後一小時之後才發生不良反應，也可能數天後才發生，甚至停藥後 1~3 天才發生。被認為是由 T 細胞介導的。這些免疫介導的反應會對皮膚造成嚴重損害，甚至傷及內臟器官，並且與急性、長期發病率和死亡率有關。常見藥物，多為需定期服用的藥物，例如降尿酸藥物異嘌呤醇（allopurinol）、抗癲癇用藥卡巴氮平（carbamazepine）、非類固醇抗發炎藥（NSAIDs）、盤尼西林類、磺胺類抗生素等。

第三節 藥物過敏原因主動紀錄藥物過敏史 [234]

藥物治療期間可能發生皮疹。但發生原因非常複雜，包括藥物過敏。在藥物過敏反應中，免疫系統由藥物觸發是不可預測的，不一定取決於劑量。

藥物過敏是臨床常見反應，建議主動紀錄過敏史，包含：食物、花粉、藥物等。最好將曾經引起過敏的藥物或注射藥劑，將學名、成分名、商品名及發生的症狀忠實記錄或手機拍照存檔，並主動告知醫師或藥師，避免再次過敏。

藥物過敏可能受基因、性別、病史、遺傳、年齡等影響。幾乎無法預期何時發生，同一藥物，也可能以前吃沒問題，再次服用卻發生過敏。藥物過敏不只針對藥品，注射針

劑，包含疫苗、麻醉藥物，或外用藥膏、眼藥水等，都可能引發藥物過敏反應。

藥物過敏症狀多變且多樣性，常見前兆與發炎類似，分別是疹、破、痛、紅、腫、燒。例如，皮膚癢而起疹子、發燒、頭痛、厭食、口腔黏膜潰瘍、喉嚨疼痛、刺痛的眼睛、畏光不適、眼皮嘴唇腫脹、發燒等。每個人對藥物過敏反應不同，輕者皮膚癢，重者甚至呼吸道腫脹導致窒息、死亡，所以不能大意。其實，最常見的良性皮膚反應是斑丘疹或麻疹樣藥疹。其特徵是斑丘疹紅色皮膚病變且瘙癢。固定性藥疹反應則是界限清楚、紅暗、灼熱或發癢的皮損為特徵。如不慎再次服用此藥後，病變容易再出現在相同區域。

另一種藥疹是與藥物相關的對稱性間擦性和彎曲性皮疹，是界限清楚的黃斑疹，出現彎曲或間擦皺襞，及腹股溝和生殖器周圍及臀部和肛門周圍區域。但也要注意，藥物性肝臟損傷和急性間質性腎臟炎也可能出現有瘙癢性皮疹的嚴重器官損傷。另一種與藥物相關的過敏反應是阿巴卡韋過敏綜合症，其特徵是在藥物治療後的前幾週出現皮疹、發燒和胃腸道症狀。

特別注意以下幾種臨床表現，應懷疑可能是藥物所引起的嚴重皮膚不良反應。症狀包括：深紫色皮膚浸潤、面部腫脹、皮膚脫皮和起泡、黏膜受損、淋巴結腫大、發熱及血液學和生化實驗值異常。如果發現服藥後出現這些症狀，都應該緊急轉診並告知醫師藥師曾經服用的藥物。

第四節 自己製作藥物因果關係表格來助己助人

　　由於患者轉診或非固定醫師或醫院就診，所以可能經常服用多種藥物，因此評估嚴重皮膚不良反應中的藥物因果關係具有非常大的挑戰。

　　如果要確認藥物過敏評估，其實標準的程序是藥物再激發。因為根據相關藥物的可用性，可通過臨床監測方式，再利用口服、靜脈內或肌肉內的劑量進行再激發。但是，重新藥物再激發仍有很大的風險，且臨床上通常仍有其他藥物替代品，所以國際指南還是建議，不要對有嚴重皮膚不良反應的患者重新使用該藥物。直到急性反應完全解決後，才可專門進行調查研究，但須在急性症狀完全消退或停止免疫抑制治療後至少六週後才能進行。當然初步評估，包括根據患者的病歷構建藥物時間表的藥歷，並詳細審查在反應發生前6~8週內開始使用的任何藥物。

　　常見的高風險藥物包括：1）抗生素、抗真菌藥所引發的急性全身發疹性膿疱症。2）抗驚厥藥所引起的藥物引起的超敏反應綜合症。3）治療高尿酸血症及痛風的別嘌醇（allopurinol）引起的史蒂文斯－約翰遜綜合症或 DRESS。其他一些嚴重的皮膚不良反應也會出現全身症狀，因此必須詳記一些用於治療這些早期症狀的藥物，也可能被錯誤地認為是導致皮疹的原因。

　　因此也要嘗試建立個人經驗證的藥物因果關係表或紀錄，幫助自己、家人、臨床醫師或藥師減少這些錯誤再度發

生在自己或家人身上。這些都有助於對最可能的致病藥物進行分類，考慮藥物的類型、時間和可能的替代原因。如果重複使用可疑藥物沒有引起任何症狀，則該藥物可以排除在可能的名單外。同樣，服用相同藥物後，出現的反覆症狀也會增加引起反應的可能性。

如在沒有任何藥物情況下，還出現類似的體徵和症狀，則可考慮是非藥物所引起的相關狀況，即可排除是該藥物造成的原因而還它清白。所以詳細的病歷及藥歷是很重要的，很多人說這些不是應該是醫師或藥師的責任嗎？但健康是自己的，在醫療院所如此高的就診率時，個人若能自製藥物因果關係表，詳實紀錄藥袋上之藥名及服用後症狀或副作用反應，可大大幫助識別與嚴重皮膚不良反應有關的藥物，這就是自助人助的道理。雖然皮膚測試可以評估過敏，基因檢測也可能有助於避免這些可能危及生命的反應，但這些都可能需付出更多的時間與代價。

第五節 臨床常用的皮膚治療藥物 [236,242]

皮膚用藥多屬外用藥，當然也有口服藥。可概分為類固醇、抗微生物、抗痘、保濕、止癢抗發炎類等。依製劑分類又可分為：油膏（ointment）、乳膏（cream）、凝膠（gel）、溶液（solution）等。如依使用順序分類：油膏因油膩，滋潤

效果好。溶液較不油膩，反使肌膚乾燥，因此使用時，應注意自己膚質來選用。

以下是常見的皮膚病局部外用藥物分類如下[243]：

1）抗菌藥：通常治療膿皮病等淺表膿皮病、輕微割傷、擦傷、燒傷和手術傷口感染。正常皮膚可防止病原體入侵，如受損的皮膚病、營養不良、糖尿病及各種先天性和後天性免疫缺陷綜合症時，都可能導致皮膚細菌感染。金黃色葡萄球菌和鏈球菌是最常見病原體。藥物包括莫匹羅星（mupirocin）或克林黴素（clindamycin）等。

2）抗真菌劑：多屬皮膚表皮淺表真菌感染，包括：皮膚癬菌病、念珠菌病和花斑糠疹。臨床醫師須在局部治療或全身治療間決擇。局部抗真菌藥包括：克黴唑（clotrimazole、lotrimin）、酮康唑（ketoconazole、Nizoral）、特比萘芬（terbinafine、lamisil AT），多用於治療癬和腳癬（香港腳）等。多數外用抗真菌劑屬：1）咪唑類（imidazoles）、2）烯丙胺類和苄胺類（allylamines and benzylamines）及3）多烯類（polyenes）等。

3）皮質類固醇：外用藥膏有四大作用，1）抗發炎作用（治療過敏、濕疹、皮膚炎、眼瞼炎、結膜炎）；2）免疫抑制作用（治療過敏性或接觸性皮膚炎、扁平苔癬皮膚病）；3）抑制增生作用（治療乾癬、牛皮癬）；4）血管收縮作用（減少紅斑）等。重要的是，此類藥膏為醫師處方藥，建議由醫師診視後遵從醫囑使用。許多皮膚病，用對類固醇會有不錯效果；但若亂用，特別是病菌感染時，用類固醇反而不

利。美國皮膚科醫學會依據類固醇對血管收縮程度分七級：第一級最強，第七級最弱，效價越高，所需劑量越低，即使相同成分，不同濃度或劑型，等級也有差異。臨床上將七級簡化為四級：第一級超強效，第二級強效，第三、四、五級為中效，第六、七級為弱效。不當塗抹，可能皮膚變薄萎縮、微血管擴張或色素沉澱等且延遲治療。嬰兒及兒童皮膚細嫩，體表面積大，更要小心用量！

4）非類固醇軟膏（non-steroidal ointment）[244]：非類固醇抗炎藥（NSAIDs）是廣泛用於治療相關疼痛，包括關節炎，但常受劑量依賴性不良事件限制，如胃腸道紊亂、心血管事件和腎毒性等。但使用局部製劑可降低這些風險，降低全身濃度。軟膏 crisaborole（crisaborole、Eucrisa）和他克莫司（tacrolimus、Protopic）和奶油吡美莫司（pimecrolimus、Elidel）也用於濕疹，包括特應性皮炎。美國 FDA 批准外用製劑有：1.5% 雙氯芬酸鈉（diclofenac sodium）外用溶液、1% 雙氯芬酸鈉凝膠（diclofenac sodium gel）和 1.3% 雙氯芬酸羥乙基吡咯烷（diclofenac hydroxyethylpyrrolidine）貼劑。歐盟批准的其他外用藥包括布洛芬（ibuprofen）乳膏和凝膠、酮洛芬（ketoprofen）凝膠、聯苯乙酸（felbinac）凝膠和皮膚泡沫及吡羅昔康（piroxicam）凝膠等。

5）水楊酸（salicylic acid）製劑：常用於去除角質，治療腳底粗糙、胼胝厚皮的水楊酸油膏濃度約 2.5%。而治療雞眼、病毒疣（warts）的水楊酸溶液則是 16.7%。水楊酸和硫磺組合可治療痤瘡（acne）和其他皮膚病及頭皮屑等，如

脂溢性皮炎。該類藥物通常無需處方，但若長期大面積使用，有可能水楊酸中毒，局部小面積則相當安全。避免如眼部、皮膚黏膜、陰部、臉頰等較敏感部位使用。

6）類維生素A（Retinoids）製劑：維生素A酸俗稱A酸，無論是口服或外用，對青春痘、粉刺、牛皮癬和老化（淡化老年斑、細紋、皺紋）有療效，是支持皮膚、眼睛和生殖健康及免疫功能的必需營養素，在此僅討論外用，若被添加到化妝品或抗衰老面霜，可幫助正常毛囊角質化及預防發炎。

7）過氧化苯甲醯（benzoyl peroxide）製劑：當抗菌劑用，針對粉刺、痤瘡有效，有角質溶解作用，正常毛囊角質化，並可滲入毛囊釋放氧分子，達殺菌效果，而不會產生抗菌性，但刺激較大，不建議大面積塗抹，並建議晚上使用。

8）煤焦油（coal tar）製劑：可治療牛皮癬、濕疹、搔癢皮膚病、慢性苔癬化皮膚病、脂溢性皮炎等。局部治療有無處方均可，強度從 0.5%~5%。作用緩慢，會污染皮膚、毛髮、衣物和床上用品，塗抹皮膚後會對光敏感，應避免照光。

結語
藥物關係學 藥物相互作用的複雜關係 [245-249]

　　隨醫藥科技進步，台灣健保普及，藥物費用支出一直是總醫療費用中最重要一部份，且高於其他國家之百分比。

　　如此大量的藥物使用，也衍生出很多用藥的相關問題：包括過度用藥（overuse）、多重藥理（polypharmacology）、用藥錯誤（medication error）、藥物不良事件（adverse drug events）、未充分用藥（underuse）、不適當用藥（inappropriate use）、病人服藥遵從性（medication adherence）、重複用藥（duplicate medication）、藥物交互作用（drug interactions）、服藥依從性（drug compliance）等。造成醫療浪費，影響患者身體機能及肝腎負擔，甚至藥物治療出現非預期結果，影響預期成效或其他潛在傷害等複雜關係。藥海無涯有如學海無涯，實在無法細述於本書讀者，因此盡可能用簡易淺顯易懂方式讓讀者輕鬆閱讀。

　　研究指出，同時服用 2 種藥物產生藥物不良反應是 6%，使用 5 種時升至 50%，若 8 種時已近 100%。因此，如服用藥物越多，愈須謹慎，愈易因藥物交互作用而產生不良反應。一般來說，同時服用五種以上藥物，就屬多重用藥。此外，不僅藥物與藥物有交互作用，藥物與食物、健康食品、中草藥、營養補充品，都可能有交互作用。因此，有慢性病

問題、或服用 5 種或更多藥物、服用不止一位醫師開處方藥物的人都屬高風險族群,應注意定期檢視,保留一份服用所有藥物清單,與醫師或藥師討論,確認藥品服用是否需要調整。此外,再透過用藥評估,也可審視用藥適當性,並盡可能降低發生錯誤風險及用藥不良反應或副作用。

根據國發會人口推估,台灣將進入超高齡社會(65 歲以上人口超過 20%)。甚至推估到 2070 年,可能增至 40%,意即台灣將來可能會超過四成人口屬高齡族群。尤其二戰後的嬰兒潮,也將步入此族群,因此高齡族的醫藥問題也刻不容緩。由於老齡族群可能因生理機能減退及罹患多種慢性病,使服藥種類增多,容易發生多重用藥問題。此外,和醫療人員的溝通、視力不佳、記憶力退化等老化問題,也可能降低服藥的正確性。研究推估,有 40~75% 的老年族群,無法在正確時間服用藥物或服用正確數量,因此加強指導正確用藥就顯格外重要。

雖然,現今醫療狀況下,民眾服用多種不同的藥物,看過不止一位醫師已是常態。國內外醫藥界,因為尊重病人權益,其實也不反對尋求第二意見(second opinion)。因此,在就醫與臨床診療過程中,徵詢第二位醫療專家的意見十分正常,甚至有其必要性。但許多病人不好意思向醫師表達想要尋求第二意見,有些醫師也不習慣建議病人尋求第二意見。根據國外研究發現,有些情況還是建議有徵詢第二意見的必要,例如:醫師建議須動手術時、醫師診斷罹患重大疾病(如癌症)時、病人認為醫師建議的治療方式沒有必要

時，當醫師建議病人接受某種非緊急手術或醫療處置（如保險公司要求須有第二意見、健保對人工關節置換手術或其他貴重藥物使用也須採事前審查）、病人認為醫師的診斷可能不正確時、接受治療但症狀持續存在時、被診斷罕見疾病時、推薦之治療有風險（如涉及手術、侵入性或有終身後果）時、甚至如果直覺覺得不對勁時，都建議可徵詢第二意見。

因此，在徵詢第二意見的推波助瀾下，台灣也衍生出逛醫院症候群的世界奇觀。病人常因某些頻繁出現的症狀，抱怨身體有很多問題或不舒服，且某些症狀又無法找到相對應的醫學原因，或症狀超過臨床檢驗結果，以及有些醫學上無法解釋的身體症狀等，都可能發生在不同年齡層．例如小朋友遇考試或同儕壓力不想上學時，就出現肚子痛毛病；上班族遇高壓時，也可能呈現頭暈、頭痛、倦怠無力等狀況。所以，讓醫師或藥師了解服用的所有藥物，將有助於避免潛在的藥物相互作用問題。因為使用任何藥物都可能引起副作用或不良反應，為解決藥物副作用或不良反應，又用其他藥物來治療，這種惡性循環也稱為藥物惡化連鎖反應（prescription cascade），這也是造成多重用藥的原因之一。

藥物相互作用可能會使藥物效果降低，導致藥物不良反應或副作用，或增加特定藥物的作用，甚至可能有害危及生命。所以，使用非處方藥或處方藥時，需詳加閱讀標籤並了解藥物相互作用。藥物相互作用分為以下三大類：

1）藥物 - 藥物相互作用：最常見藥物相互作用。當服

用的藥物越多，藥物與另一藥物相互作用機會就越大，可能降低藥物療效，也可能增加輕微或嚴重副作用，甚至增加某藥的血中藥物濃度和毒性。例如，兩種藥物同時作用相似受體，可能導致更大（相加或協同）效應或降低效應（拮抗劑）。也可能某藥影響另一藥物的吸收、分佈、代謝或排泄，則發生藥動學相互作用。

2）藥物與食物/飲料的相互作用：最常見警語即是避免使用葡萄柚汁，因葡萄柚汁可降低肝臟中分解藥物的酶。此外，藥物相互作用可能升高血中藥物濃度導致毒性，也可能與降膽固醇的他汀類藥物作用，造成肌肉疼痛、或橫紋肌溶解症的嚴重肌肉損傷。

3）藥物-疾病相互作用：有些藥物由於患者的病症而對患者造成某些有害的影響。因有些疾病會改變身體代謝或分解藥物的能力，因此必須謹慎選擇藥物並在必要時調整劑量。

我們生活中常提及人際關係，如用研究的角度就是人際關係學。泛指人際關係與其他事物一樣，有其獨特性及方式與規律。換句話說，如果把藥物、藥物間、食物、營養食品、中草藥與身體五臟六腑臟器之間的關係來做類比，似乎也符合此複雜關係，因而衍生出此藥物關係學。雖然見仁見智，但這是為了提醒所有用藥人，要注意藥物之間的交互關係。因此，藥物關係學研究的對象不單純只是藥物，而是藥物、食物、營養食品、中草藥與人體與疾病的複雜關係。雖然，現今網路時代比以往任何時代，都有更多機會來照顧自

己，了解自己的健康狀況並更好地照顧自己。現今網路資訊多如鴻毛，如何判斷對錯或似是而非的言論非常重要。因此了解藥物關係，就像處理人際關係，檢視並瞭解自己或家人服用的藥物，才能邁向真正的健康人生。

附錄一 · 保健食物 [45]

聰耳類食物：可增強或改善聽力，如：蓮子、山藥、荸薺、蒲菜、芥菜、蜂蜜。

明目類食物：可增強或改善視力，如：山藥、枸杞子、蒲菜、豬肝、羊肝、野鴨肉、青魚、鮑魚、螺螄、蚌。

生髮類食物：可促進頭髮生長，如：白芝麻、韭菜子、核桃仁。

潤髮類食物：可使頭髮滋潤、光澤，如：鮑魚。

烏鬚髮類食物：可使鬚髮變黑，如：黑芝麻、核桃仁、大麥。

長鬍鬚類食物：有益於不生鬍鬚的男性，如：鱉肉。

美容顏類食物：可使肌膚紅潤、光澤，如：枸杞子、櫻桃、荔枝、黑芝麻、山藥、松子、牛奶、荷蕊。

健齒類食物：可使牙齒堅固、潔白，如：花椒、蒲菜、萵筍。

輕身類食物：可消肥胖，如：菱角、大棗、榧子、龍眼、荷葉、燕麥、青粱米。

肥人類食物：可改善瘦人體質，強身壯體，如：小麥、粳米、酸棗、葡萄、藕、山藥、黑芝麻、牛肉。

增智類食物：可益智、健腦等，如：粳米、蕎麥、核桃、葡萄、菠蘿、荔枝、龍眼、大棗、百合、山藥、茶、黑芝麻、黑木耳、烏賊魚。

益志類食物：可增強志氣，如：百合、山藥。

安神類食物：可使精神安靜、利睡眠等，如：蓮子、酸棗、百合、梅子、荔枝、龍眼、山藥、鵪鶉、牡蠣肉、黃花魚。

增神類食物：可增強精神，減少疲倦，如：茶、蕎麥、核桃。

增力類食物：如健力，善走等，如：蕎麥、大麥、桑葚、榛子。

強筋骨類食物：如強健體質，包括筋骨、肌肉以及體力，如：栗子、酸棗、黃鱔、食鹽。

耐飢類食物：使人耐受飢餓，推遲進食時間，如：蕎麥、松子、菱角、香菇、葡萄。

能食類食物：增強食慾、消化等能力，如：蔥、薑、蒜、韭菜、芫荽、胡椒、辣椒、胡蘿蔔、白蘿蔔。

壯腎陽類食物：可調整性功能，治療陽痿、早洩等，如：核桃仁、栗子、刀豆、菠蘿、櫻桃、韭菜、花椒、狗肉、狗鞭、羊肉、羊油脂、雀肉、鹿肉、鹿鞭、

燕窩、海蝦、海參、鰻魚、蠶蛹。

種子類食物：增強助孕能力，也稱續嗣，包括安胎作用，如：檸檬、葡萄、黑雌雞、雀肉、雀腦、雞蛋、鹿骨、鯉魚、鱸魚、海參。

歷代本草文獻所載具有治療作用的食物，歸納如下：

散風寒類食物：可用於風寒感冒病症，如：生薑、蔥、芥菜、芫荽。

散風熱類食物：用於風熱感冒病症，如：茶葉、豆豉、楊桃。

清熱瀉火類食物：用於內火病症，如：茭白、蕨菜、苦菜、苦瓜、松花蛋、百合、西瓜。

清熱生津類食物：用於燥熱傷津病症，如：甘蔗、番茄、柑、檸檬、蘋果、甜瓜、甜橙、荸薺。

清熱燥濕類食物：用於濕熱病症，如：香椿、蕎麥。

清熱涼血類食物：用於血熱病症，如：藕、茄子、黑木耳、蕹菜、向日葵子、食鹽、芹菜、絲瓜。

清熱解毒類食物：用於熱毒病症，如：綠豆、赤小豆、豌豆、苦瓜、馬齒莧、薺菜、南瓜、菜。

清熱利咽類食物：用於內熱咽喉腫痛病症，如：橄欖、羅漢果、荸薺、雞蛋白。

清熱解暑類食物：用於暑熱病症，如：西瓜、綠豆、赤小豆、綠茶、椰汁。

清化熱痰類食物：用於熱痰病症，如：白蘿蔔、冬瓜子、荸薺、紫菜、海蜇、海藻、海帶、鹿角菜。

溫化寒痰類食物：用於寒痰病症，如：洋蔥、杏子、芥子、生薑、佛手、香櫞、桂花、橘皮。

止咳平喘類食物：用於咳嗽喘息病症，如：百合、梨、枇杷、落花生、杏仁、白果、烏梅、小白菜。

健脾和胃類食物：用於脾胃不和病症，如：南瓜、包心菜、芋頭、豬肚、牛奶、芒果、柚、木瓜、栗子、大棗、粳米、糯米、扁豆、玉米、無花果、胡蘿蔔、山藥、白鴨肉、醋、芫荽。

健脾化濕類食物：用於濕阻脾胃病症，如：薏苡仁、蠶豆、香椿、大頭菜。

驅蟲類食物：用於蟲積病症，如：榧子、大蒜、南瓜子、椰子肉、石榴、醋、烏梅。

消導類食物：用於食積病症，如：蘿蔔、山楂、茶葉、神曲、麥芽、雞內金、薄荷葉。

溫裡類食物：用於裡寒病症，如：辣椒、胡椒、花椒、八角茴香、小茴香、丁香、乾薑、蒜、蔥、韭菜、刀豆、桂花、羊肉、雞肉。

祛風濕類食物：用於風濕病症，如：櫻桃、木瓜、五加皮、薏苡仁、鵪鶉、黃鱔、雞血。

利尿類食物：用於小便不利、水腫病症，如：玉米、赤小豆、黑豆、西瓜、冬瓜、葫蘆、白菜、白鴨肉、鯉魚、鯽魚。

通便類食物：用於便秘病症，如：菠菜、竹筍、番茄、香蕉、蜂蜜。

安神類食物：用於神經衰弱、失眠病症，如：蓮子、百合、龍眼肉、酸棗仁、小麥、秫米、蘑菇、豬心、石首魚。

行氣類食物：用於氣滯病症，如：香櫞、橙子、柑皮、佛手、柑、蕎麥、高粱米、刀豆、菠菜、白蘿蔔、韭菜、茴香菜、大蒜。

活血類食物：用於血淤病症，如：桃仁、油菜、慈姑、茄子、山楂、酒、醋、蚯蚓、蚶肉。

止血類食物：用於出血病症，如：黃花菜、栗子、茄子、黑木耳、刺菜、烏梅、香蕉、萵苣、枇杷、藕節、槐花、豬腸。

收澀類食物：用於滑脫不固病症，如：石榴、烏梅、芡實、高粱、林檎、蓮子、黃魚、鮎魚。

平肝類食物：用於肝陽上亢病症，如：芹菜、番茄、綠茶。

補氣類食物：用於氣虛病症，如：粳米、糯米、小米、黃米、大麥、山藥、莜麥、秈米、馬鈴薯、大棗、胡蘿蔔、香菇、豆腐、雞肉、鵝肉、鵪鶉、牛肉、兔肉、狗肉、青魚、鰱魚。

補血類食物：用於血虛病症，如：桑葚、荔枝、松子、黑木耳、菠菜、胡蘿蔔、豬肉、羊肉、牛肝、羊肝、甲魚、海參、草魚。

助陽類食物：用於陽虛病症，如：枸杞菜、枸杞子、核桃仁、豇豆、韭菜、丁香、刀豆、羊乳、羊肉、狗肉、鹿肉、鴿蛋、雀肉、鱔魚、海蝦、淡菜。

滋陰類食物：用於陰虛病症，如：銀耳、黑木耳、大白菜、梨、葡萄、桑葚、牛奶、雞蛋黃、甲魚、烏賊魚、豬皮。

附錄二 · 參考文獻

1　Nguyen, T. T. & Maeng, H. J. Pharmacokinetics and Pharmacodynamics of Intranasal Solid Lipid Nanoparticles and Nanostructured Lipid Carriers for Nose-to-Brain Delivery. Pharmaceutics 14 (2022). https://doi.org:10.3390/pharmaceutics14030572

2　Scheidweiler, K. B. et al. Pharmacokinetics of cocaine and metabolites in human oral fluid and correlation with plasma concentrations after controlled administration. Ther Drug Monit 32, 628-637 (2010). https://doi.org:10.1097/FTD.0b013e3181f2b729

3　Shroff, T. et al. Studying metabolism with multi-organ chips: new tools for disease modelling, pharmacokinetics and pharmacodynamics. Open Biol 12, 210333 (2022). https://doi.org:10.1098/rsob.210333

4　Soh, H. Y., Tan, P. X. Y., Ng, T. T. M., Chng, H. T. & Xie, S. A Critical Review of the Pharmacokinetics, Pharmacodynamics, and Safety Data of Antibiotics in Avian Species. Antibiotics (Basel) 11 (2022). https://doi.org:10.3390/antibiotics11060741

5　Wilkinson, G. R. Drug metabolism and variability among patients in drug response. N Engl J Med 352, 2211-2221 (2005). https://doi.org:10.1056/NEJMra032424

6　Anand, O., Pepin, X. J. H., Kolhatkar, V. & Seo, P. The Use of Physiologically Based Pharmacokinetic Analyses-in Biopharmaceutics Applications -Regulatory and Industry Perspec-tives. Pharm Res (2022). https://doi.org:10.1007/s11095-022-03280-4

7　Cuyckens, F. Mass spectrometry in drug metabolism and pharma-cokinetics: Current trends and future perspectives. Rapid Commun Mass Spectrom 33 Suppl 3, 90-95 (2019). https://doi.org:10.1002/rcm.8235

8　Li, Y. et al. Current trends in drug metabolism and pharmacokinetics. Acta Pharm Sin B 9, 1113-1144 (2019). https://doi.org:10.1016/j.apsb.2019.10.001

9　Midha, K. K. & McKay, G. Bioequivalence; its history, practice, and future. AAPS J 11, 664-670 (2009). https://doi.org:10.1208/s12248-009-9142-z

10　DeVault, K. R., Castell, D. O. & American College of, G. Updated guidelines for the diagnosis and treatment of gastroesophageal reflux disease. Am J Gastroenterol 100, 190-200 (2005). https://doi.org:10.1111/j.1572-0241.2005.41217.x

11　Roden, D. M. & George, A. L., Jr. The genetic basis of variability in drug responses. Nat Rev Drug Discov 1, 37-44 (2002). https://doi.org:10.1038/nrd705

12　Paton, A. Alcohol in the body. BMJ 330, 85-87 (2005). https://doi.org:10.1136/bmj.330.7482.85

13　Caballeria, J. Current concepts in alcohol metabolism. Ann Hepatol 2, 60-68 (2003).

14　Wu, Y. Y. et al. Association Study of Alcohol Dehydrogenase and Aldehyde Dehydrogenase Polymor-phism With Alzheimer Disease in the Taiwanese Population. Front Neurosci 15, 625885 (2021). https://doi.org:10.3389/fnins.2021.625885

15　Ethanol, <https://en.wikipedia.org/wiki/Ethanol>

16　Prescription drug statistics 2022, <https://www.singlecare.com/blog/news/prescription-drug-statistics/>

17　Agonist vs. Antagonist: What's the Difference? , <https://www.buzzrx.com/blog/agonist-

vs-antagonist-whats-the-difference>

18 Drug Bioavailability, <https://www.msdmanuals.com/professional/clinical-pharmacology/pharmacokinetics/drug-bioavailability>

19 Rizk, M. L., Zou, L., Savic, R. M. & Dooley, K. E. Importance of Drug Pharmacokinetics at the Site of Action. Clin Transl Sci 10, 133-142 (2017). https://doi.org:10.1111/cts.12448

20 Fernando, I. Predicting serum drug level using the principles of pharmacokinetics after an overdose: a case of lithium overdose. Australas Psychiatry 25, 391-394 (2017). https://doi.org:10.1177/1039856216689624

21 Lea-Henry, T. N., Carland, J. E., Stocker, S. L., Sevastos, J. & Roberts, D. M. Clinical Pharmacokinetics in Kidney Disease: Fundamental Principles. Clin J Am Soc Nephrol 13, 1085-1095 (2018). https://doi.org:10.2215/CJN.00340118

22 Zuna, I. & Holt, A. ADAM, a hands-on patient simulator for teaching principles of drug disposition and compartmental pharmacokinetics. Br J Clin Pharmacol 83, 2426-2449 (2017). https://doi.org:10.1111/bcp.13357

23 Principles of Pharmacokinetics < https://www.ncbi.nlm.nih.gov/books/NBK12815/>

24 Pharmacodynamics, <https://www.pharmacologyeducation.org/pharmacology/pharmacodynamics>

25 Willmann, S. et al. Application of Physiologically-Based and Population Pharmacokinetic Modeling for Dose Finding and Confirmation During the Pediatric Development of Moxifloxacin. CPT Pharmacometrics Syst Pharmacol 8, 654-663 (2019). https://doi.org:10.1002/psp4.12446

26 Batchelor, H. K. & Marriott, J. F. Paediatric pharmacokinetics: key considerations. Br J Clin Pharmacol 79, 395-404 (2015). https://doi.org:10.1111/bcp.12267

27 Drug Absorption, <https://www.msdmanuals.com/professional/clinical-pharmacology/pharmacokinetics/drug-absorption>

28 Drug Distribution, <https://www.msdmanuals.com/home/drugs/administration-and-kinetics-of-drugs/drug-distribution>

29 MSD Manual for the Professional, <https://www.msdmanuals.com/professional/clinical-pharmacology/pharmacokinetics/drug-distribution-to-tissues>

30 Cheymol, G. Effects of obesity on pharmacokinetics implications for drug therapy. Clin Pharmacokinet 39, 215-231 (2000). https://doi.org:10.2165/00003088-200039030-00004

31 Patel, M., Taskar, K. S. & Zamek-Gliszczynski, M. J. Importance of Hepatic Transporters in Clinical Disposition of Drugs and Their Metabolites. J Clin Pharmacol 56 Suppl 7, S23-39 (2016). https://doi.org:10.1002/jcph.671

32 Pan, G. Roles of Hepatic Drug Transporters in Drug Disposition and Liver Toxicity. Adv Exp Med Biol 1141, 293-340 (2019). https://doi.org:10.1007/978-981-13-7647-4_6

33 Bilbao-Meseguer, I., Rodriguez-Gascon, A., Barrasa, H., Isla, A. & Solinis, M. A. Augmented Renal Clearance in Critically Ill Patients: A Systematic Review. Clin Pharmacokinet 57, 1107-1121 (2018). https://doi.org:10.1007/s40262-018-0636-7

34 What is the Difference Between Elimination and Excretion, <https://pediaa.com/what-is-the-difference-between-elimination-and-excretion/>

35 Torkamani, A., Andersen, K. G., Steinhubl, S. R. & Topol, E. J. High-Definition Medicine. Cell 170, 828-843 (2017). https://doi.org:10.1016/j.cell.2017.08.007

36 Wilks, M. F. Bringing Chemistry to Medicine - The Contribution of Paracelsus to Modern Toxicology. Chimia (Aarau) 74, 507-508 (2020). https://doi.org:10.2533/chimia.2020.507

37 Borzelleca, J. F. Paracelsus: herald of modern toxicology. Toxicol Sci 53, 2-4 (2000). https://doi.org:10.1093/toxsci/53.1.2

38 藥物, <https://terms.naer.edu.tw/detail/1315390/>

39 全國法規資料庫, <https://law.moj.gov.tw/LawClass/LawAll.aspx? pcode=L0030002>

40 drug, <https://www.cancer.gov/publications/dictionaries/cancer-terms/def/drug>

41 台灣藥品分級制, <https://www.fda.gov.tw/TC/index.aspx>

42 亞健康(Sub-healthy), <https://wiki.mbalib.com/zh-tw/%E4%BA%9A%E5%81%A5%E5%BA%B7>

43 Paracelsus, <https://www.britannica.com/biography/Paracelsus>

44 彭波. 藥食同源的釋義和應用.

45 衛健委最新發布(2018)版藥食同源原料目錄, <https://www.fuelife.com/%E5%8D%AB%E5%81%A5%E5%A7%94%E6%9C%80%E6%96%B0%E5%8F%91%E5%B8%832018%E7%89%88%E8%8D%AF%E9%A3%9F%E5%90%8C%E6%BA%90%E5%8E%9F%E6%96%99%E7%9B%AE%E5%BD%95/>

46 Cone, E. J. & Huestis, M. A. Interpretation of oral fluid tests for drugs of abuse. Ann N Y Acad Sci 1098, 51-103 (2007). https://doi.org:10.1196/annals.1384.037

47 Kathpalia, H. & Gupte, A. An introduction to fast dissolving oral thin film drug delivery systems: a review. Curr Drug Deliv 10, 667-684 (2013). https://doi.org:10.2174/156720181006131125150249

48 Paris, A. L., Colomb, E., Verrier, B., Anjuere, F. & Monge, C. Sublingual vaccination and delivery systems. J Control Release 332, 553-562 (2021). https://doi.org:10.1016/j.jconrel.2021.03.017

49 Lin, L. & Wong, H. Predicting Oral Drug Absorption: Mini Review on Physiologically-Based Pharmacokinetic Models. Pharmaceutics 9 (2017). https://doi.org:10.3390/pharmaceutics9040041

50 Nicolas, J. M., Bouzom, F., Hugues, C. & Ungell, A. L. Oral drug absorption in pediatrics: the intestinal wall, its developmental changes and current tools for predictions. Biopharm Drug Dispos 38, 209-230 (2017). https://doi.org:10.1002/bdd.2052

51 Ruiz-Picazo, A., Lozoya-Agullo, I., Gonzalez-Alvarez, I., Bermejo, M. & Gonzalez-Alvarez, M. Effect of excipients on oral absorption process according to the different gastrointestinal segments. Expert Opin Drug Deliv 18, 1005-1024 (2021). https://doi.org:10.1080/17425247.2020.1813108

52 Radice, C., Korzekwa, K. & Nagar, S. Predicting Impact of Food and Feeding Time on Oral Absorption of Drugs with a Novel Rat Continuous Intestinal Absorption Model. Drug Metab Dispos 50, 750-761 (2022). https://doi.org:10.1124/dmd.122.000831

53 Matsumura, N. et al. Prediction Characteristics of Oral Absorption Simulation Software Evaluated Using Structurally Diverse Low-Solubility Drugs. J Pharm Sci 109, 1403-1416 (2020). https://doi.org:10.1016/j.xphs.2019.12.009

54 Vinarov, Z. et al. Current challenges and future perspectives in oral absorption research: An opinion of the UNGAP network. Adv Drug Deliv Rev 171, 289-331 (2021). https://doi.

org:10.1016/j.addr.2021.02.001

55 Alqahtani, M. S., Kazi, M., Alsenaidy, M. A. & Ahmad, M. Z. Advances in Oral Drug Delivery. Front Pharmacol 12, 618411 (2021). https://doi.org:10.3389/fphar.2021.618411

56 Luxan, G. & Dimmeler, S. The vasculature: a therapeutic target in heart failure? Cardiovasc Res 118, 53-64 (2022). https://doi.org:10.1093/cvr/cvab047

57 Kwan, K. C. Oral bioavailability and first-pass effects. Drug Metab Dispos 25, 1329-1336 (1997).

58 Fatoki, T. H., Ibraheem, O., Awofisayo, O. A., Oyedele, A. S. & Akinlolu, O. S. In Silico Investigation of First-Pass Effect on Selected Small Molecule Excipients and Structural Dynamics of P-glycoprotein. Bioinform Biol Insights 14, 1177932220943183 (2020). https://doi.org:10.1177/1177932220943183

59 Azman, M., Sabri, A. H., Anjani, Q. K., Mustaffa, M. F. & Hamid, K. A. Intestinal Absorption Study: Challenges and Absorption Enhancement Strategies in Improving Oral Drug Delivery. Pharmaceuticals (Basel) 15 (2022). https://doi.org:10.3390/ph15080975

60 Acetaminophen Pathway (therapeutic doses), Pharmacokinetics, <https://www.pharmgkb.org/pathway/PA165986279>

61 Perreault, M. et al. Role of glucuronidation for hepatic detoxification and urinary elimination of toxic bile acids during biliary obstruction. PLoS One 8, e80994 (2013). https://doi.org:10.1371/journal.pone.0080994

62 Yang, G. et al. Glucuronidation: driving factors and their impact on glucuronide disposition. Drug Metab Rev 49, 105-138 (2017). https://doi.org:10.1080/03602532.2017.1293682

63 Genetic Determinants of the LSD Response, <https://psychedelicreview.com/genetic-determinants-of-the-lsd-response>

64 Salehi, N. et al. Improving Dissolution Behavior and Oral Absorption of Drugs with pH-Dependent Solubility Using pH Modifiers: A Physiologically Realistic Mass Transport Analysis. Mol Pharm 18, 3326-3341 (2021). https://doi.org:10.1021/acs.molpharmaceut.1c00262

65 Abuhelwa, A. Y., Williams, D. B., Upton, R. N. & Foster, D. J. Food, gastrointestinal pH, and models of oral drug absorption. Eur J Pharm Biopharm 112, 234-248 (2017). https://doi.org:10.1016/j.ejpb.2016.11.034

66 Many drugs can't withstand stomach acid – a new delivery method could lead to more convenient medications, <https://theconversation.com/many-drugs-cant-withstand-stomach-acid-a-new-delivery-method-could-lead-to-more-convenient-medications-183421>

67 Mitra, A. & Kesisoglou, F. Impaired drug absorption due to high stomach pH: a review of strategies for mitigation of such effect to enable pharmaceutical product development. Mol Pharm 10, 3970-3979 (2013). https://doi.org:10.1021/mp400256h

68 Charlier, B. et al. The Effect of Plasma Protein Binding on the Therapeutic Monitoring of Antiseizure Medications. Pharmaceutics 13 (2021). https://doi.org:10.3390/pharmaceutics13081208

69 Smith, D. A., Di, L. & Kerns, E. H. The effect of plasma protein binding on in vivo efficacy: misconceptions in drug discovery. Nat Rev Drug Discov 9, 929-939 (2010). https://doi.org:10.1038/nrd3287

70 Profaci, C. P., Munji, R. N., Pulido, R. S. & Daneman, R. The blood-brain barrier in health and disease: Important unanswered questions. J Exp Med 217 (2020). https://doi.org:10.1084/jem.20190062

71 Yang, A. C. et al. Physiological blood-brain transport is impaired with age by a shift in transcytosis. Nature 583, 425-430 (2020). https://doi.org/10.1038/s41586-020-2453-z

72 de Lima, J. D., Teixeira, I. A., Silva, F. O. & Deslandes, A. C. The comorbidity conditions and polypharmacy in elderly patients with mental illness in a middle income country: a cross-sectional study small star, filled. IBRO Rep 9, 96-101 (2020). https://doi.org/10.1016/j.ibror.2020.07.008

73 Collaborators, G. B. D. D. Global, regional, and national burden of Alzheimer's disease and other dementias, 1990-2016: a systematic analysis for the Global Burden of Disease Study 2016. Lancet Neurol 18, 88-106 (2019). https://doi.org/10.1016/S1474-4422(18)30403-4

74 van Dam, C. S. et al. Polypharmacy, comorbidity and frailty: a complex interplay in older patients at the emergency department. Eur Geriatr Med 13, 849-857 (2022). https://doi.org:10.1007/s41999-022-00664-y

75 Stillhart, C. et al. Impact of gastrointestinal physiology on drug absorption in special populations--An UNGAP review. Eur J Pharm Sci 147, 105280 (2020). https://doi.org:10.1016/j.ejps.2020.105280

76 4 Medication Safety Tips for Older Adults, <https://www.fda.gov/consumers/consumer-updates/4-medication-safety-tips-older-adults>

77 Shaddy, R. E., Denne, S. C., Committee on, D. & Committee on Pediatric, R. Clinical report--guidelines for the ethical conduct of studies to evaluate drugs in pediatric populations. Pediatrics 125, 850-860 (2010). https://doi.org:10.1542/peds.2010-0082

78 Milne, C. P. & Davis, J. The pediatric studies initiative: after 15 years have we reached the limits of the law? Clin Ther 36, 156-162 (2014). https://doi.org:10.1016/j.clinthera.2013.11.007

79 Lenoir, C., Rodieux, F., Desmeules, J. A., Rollason, V. & Samer, C. F. Impact of Inflammation on Cytochromes P450 Activity in Pediatrics: A Systematic Review. Clin Pharmacokinet 60, 1537-1555 (2021). https://doi.org:10.1007/s40262-021-01064-4

80 Lu, H. & Rosenbaum, S. Developmental pharmacokinetics in pediatric populations. J Pediatr Pharmacol Ther 19, 262-276 (2014). https://doi.org:10.5863/1551-6776-19.4.262

81 What Is the Average (and Ideal) Percentage of Water in Your Body?, <https://www.healthline.com/health/body-water-percentage>

82 Guimaraes, M. et al. Biopharmaceutical considerations in paediatrics with a view to the evaluation of orally administered drug products - a PEARRL review. J Pharm Pharmacol 71, 603-642 (2019). https://doi.org:10.1111/jphp.12955

83 Johnson, J. A. Influence of race or ethnicity on pharmacokinetics of drugs. J Pharm Sci 86, 1328-1333 (1997). https://doi.org:10.1021/js9702168

84 Wolking, S., Schaeffeler, E., Lerche, H., Schwab, M. & Nies, A. T. Impact of Genetic Polymorphisms of ABCB1 (MDR1, P-Glycoprotein) on Drug Disposition and Potential Clinical Implications: Update of the Literature. Clin Pharmacokinet 54, 709-735 (2015). https://doi.org:10.1007/s40262-015-0267-1

85 Amini, M., Reis, M. & Wide-Swensson, D. A Relative Bioavailabi-lity Study of Two Misoprostol Formu-lations Following a Single Oral or Sublingual Administration. Front Pharmacol 11, 50 (2020). https://doi.org:10.3389/fphar.2020.00050

86 Zhang, H., Zhang, J. & Streisand, J. B. Oral mucosal drug delivery: clinical pharmacokinetics and therapeutic applications. Clin Pharmacokinet 41, 661-680 (2002). https://doi.org:10.2165/00003088-200241090-00003

87 Buccal and Sublingual Routes of Drug Administration: Advantages and Disadvantages, <https://www.pharmapproach.com/buccal-and-sublingual-routes-of-administration-advantages-and-disadvantages/>

88 Sankowski, B., Michorowska, S., Rackowska, E., Sikora, M. & Giebultowicz, J. Saliva as Blood Alternative in Therapeutic Monitoring of Teriflunomide-Development and Validation of the Novel Analytical Method. Int J Mol Sci 23 (2022). https://doi.org:10.3390/ijms23179544

89 Yamada, E., Takagi, R., Moro, H., Sudo, K. & Kato, S. Saliva as a potential matrix for evaluating pharmacologically active dolutegravir concentration in plasma. PLoS One 16, e0246994 (2021). https://doi.org:10.1371/journal.pone.0246994

90 Nitroglycerin, <https://www.ncbi.nlm.nih.gov/books/NBK482382/>

91 Nunes, L. A., Mussavira, S. & Bindhu, O. S. Clinical and diagnostic utility of saliva as a non-invasive diagnostic fluid: a systematic review. Biochem Med (Zagreb) 25, 177-192 (2015). https://doi.org:10.11613/BM.2015.018

92 Gote, V., Sikder, S., Sicotte, J. & Pal, D. Ocular Drug Delivery: Present Innovations and Future Challenges. J Pharmacol Exp Ther 370, 602-624 (2019). https://doi.org:10.1124/jpet.119.256933

93 Tashakori-Sabzevar, F. & Mohajeri, S. A. Development of ocular drug delivery systems using molecularly imprinted soft contact lenses. Drug Dev Ind Pharm 41, 703-713 (2015). https://doi.org:10.3109/03639045.2014.948451

94 Torres-Luna, C. et al. Hydrogel-based ocular drug delivery systems for hydrophobic drugs. Eur J Pharm Sci 154, 105503 (2020). https://doi.org:10.1016/j.ejps.2020.105503

95 Wang, R., Gao, Y., Liu, A. & Zhai, G. A review of nanocarrier-mediated drug delivery systems for posterior segment eye disease: challenges analysis and recent advances. J Drug Target 29, 687-702 (2021). https://doi.org:10.1080/1061186X.2021.1878366

96 Bíró, T. Current Approaches to Use Cyclodextrins and Mucoadhesive Polymers in Ocular Drug Delivery—A Mini Review. Sci. Pharm. 87, 15 (2019). https://doi.org:doi:10.3390/scipharm87030015

97 Agrahari, V. et al. A comprehensive insight on ocular pharmacokinetics. Drug Deliv Transl Res 6, 735-754 (2016). https://doi.org:10.1007/s13346-016-0339-2

98 Akpek, E. K. et al. Dry Eye Syndrome Preferred Practice Pattern(R). Ophthalmology 126, P286-P334 (2019). https://doi.org:10.1016/j.ophtha.2018.10.023

99 Written by Clay M. Cooper, P. R. b. A. B. G., PharmD, BCPS. Is Long-Term Use of Artificial Tears Safe? , <https://www.goodrx.com/artificial-tears/regular-artificial-tear-use> (January 27, 2022).

100 Buscemi, S. et al. The Effect of Lutein on Eye and Extra-Eye Health. Nutrients 10 (2018). https://doi.org:10.3390/nu10091321

101 Moiseev, R. V., Morrison, P. W. J., Steele, F. & Khutoryanskiy, V. V. Penetration Enhancers in Ocular Drug Delivery. Pharmaceutics 11 (2019). https://doi.org:10.3390/pharmaceutics11070321

102 Li, L. H. et al. Lutein Supplementation for Eye Diseases. Nutrients 12 (2020). https://doi.org:10.3390/nu12061721

103 Keller, L. A., Merkel, O. & Popp, A. Intranasal drug delivery: opportunities and toxicologic challenges during drug development. Drug Deliv Transl Res 12, 735-757 (2022). https://doi.org:10.1007/s13346-020-00891-5

104 Xu, J., Tao, J. & Wang, J. Design and Application in Delivery System of Intranasal Antidepressants. Front Bioeng Biotechnol 8, 626882 (2020). https://doi.org:10.3389/fbioe.2020.626882

105 Sheppard, D. & Eschenbacher, W. L. Respiratory water loss as a stimulus to exercise-induced bronchoconstriction. J Allergy Clin Immunol 73, 640-642 (1984). https://doi.org:10.1016/0091-6749(84)90297-5

106 Nasal Route of Drug Administration: Advantages and Disadvantages, <https://www.pharmapproach.com/nasal-route-of-drug-administration-advantages-and-disadvantages/>

107 Grassin-Delyle, S. et al. Intranasal drug delivery: an efficient and non-invasive route for systemic administration: focus on opioids. Pharmacol Ther 134, 366-379 (2012). https://doi.org:10.1016/j.pharmthera.2012.03.003

108 Martins, P. P., Smyth, H. D. C. & Cui, Z. Strategies to facilitate or block nose-to-brain drug delivery. Int J Pharm 570, 118635 (2019). https://doi.org:10.1016/j.ijpharm.2019.118635

109 Steroid nasal sprays, <https://www.nhs.uk/conditions/steroid-nasal-sprays/>

110 Kappelle, W. F., Siersema, P. D., Bogte, A. & Vleggaar, F. P. Challenges in oral drug delivery in patients with esophageal dysphagia. Expert Opin Drug Deliv 13, 645-658 (2016). https://doi.org:10.1517/17425247.2016.1142971

111 Takeda, Y. et al. Esophageal achalasia with severe malnutrition and liver enzyme elevation. Clin J Gastroenterol 15, 345-350 (2022). https://doi.org:10.1007/s12328-021-01576-3

112 Logrippo, S. et al. Oral drug therapy in elderly with dysphagia: between a rock and a hard place! Clin Interv Aging 12, 241-251 (2017). https://doi.org:10.2147/CIA.S121905

113 Krause, J., Brokmann, F., Rosenbaum, C. & Weitschies, W. The challenges of drug delivery to the esophagus and how to overcome them. Expert Opin Drug Deliv 19, 119-131 (2022). https://doi.org:10.1080/17425247.2022.2033206

114 Philpott, H. L., Nandurkar, S., Lubel, J. & Gibson, P. R. Drug-induced gastrointestinal disorders. Postgrad Med J 90, 411-419 (2014). https://doi.org:10.1136/postgradmedj-2013-100316rep

115 Lee, J. H., Kuhar, S., Seo, J. H., Pasricha, P. J. & Mittal, R. Computational modeling of drug dissolution in the human stomach: Effects of posture and gastroparesis on drug bioavailability. Phys Fluids (1994) 34, 081904 (2022). https://doi.org:10.1063/5.0096877

116 Lalosevic, M. S., Lalosevic, J., Stjepanovic, M., Stojanovic, M. & Stojkovic, M. Drug Induced Cutaneous Manifestations due to Treatment of Gastrointestinal Disorders. Curr Drug Metab 22, 99-107 (2021). https://doi.org:10.2174/1389200221999201116143109

117 Philpott, H. L., Nandurkar, S., Lubel, J. & Gibson, P. R. Drug-induced gastrointestinal disorders. Frontline Gastroenterol 5, 49-57 (2014). https://doi.org:10.1136/flgastro-2013-100316

118 Hua, S. Advances in Oral Drug Delivery for Regional Targeting in the Gastrointestinal Tract - Influence of Physiological, Pathophysiological and Pharmaceutical Factors. Front Pharmacol 11, 524 (2020). https://doi.org:10.3389/fphar.2020.00524

119 Vertzoni, M. et al. Impact of regional differences along the gastrointestinal tract of healthy adults on oral drug absorption: An UNGAP review. Eur J Pharm Sci 134, 153-175 (2019). https://doi.org:10.1016/j.ejps.2019.04.013

120 Kopic, S. & Geibel, J. P. Gastric acid, calcium absorption, and their impact on bone health. Physiol Rev 93, 189-268 (2013). https://doi.org:10.1152/physrev.00015.2012

121 Everything You Need To Know About Iron Absorption & How Iron Is Absorbed In Your Body, <https://www.activeiron.com/blog/how-iron-is-absorbed-in-your-body-active-iron/>

122 van Swelm, R. P. L., Wetzels, J. F. M. & Swinkels, D. W. The multifaceted role of iron in renal health and disease. Nat Rev Nephrol 16, 77-98 (2020). https://doi.org:10.1038/s41581-019-0197-5

123 The Biggest Cause of Iron Deficiency, <https://www.truefoodsnutrition.com.au/the-biggest-cause-of-iron-deficiency/>

124 Stomach Acid & Iron Deficiency, <https://amberwoodhealth.ca/stomach-acid-iron-deficiency/>

125 Iron Absorption, <https://library.med.utah.edu/NetBiochem/hi9.htm>

126 Stomach, <https://my.clevelandclinic.org/health/body/21758-stomach>

127 Schwalfenberg, G. K. The alkaline diet: is there evidence that an alkaline pH diet benefits health? J Environ Public Health 2012, 727630 (2012). https://doi.org:10.1155/2012/727630

128 Zeino, Z., Sisson, G. & Bjarnason, I. Adverse effects of drugs on small intestine and colon. Best Pract Res Clin Gastroenterol 24, 133-141 (2010). https://doi.org:10.1016/j.bpg.2010.02.008

129 Kubo, A., Block, G., Quesenberry, C. P., Jr., Buffler, P. & Corley, D. A. Dietary guideline adherence for gastroesophageal reflux disease. BMC Gastroenterol 14, 144 (2014). https://doi.org:10.1186/1471-230X-14-144

130 Richter, J. E. Gastrooesophageal reflux disease. Best Pract Res Clin Gastroenterol 21, 609-631 (2007). https://doi.org:10.1016/j.bpg.2007.03.003

131 H. Pylori Infection, <https://my.clevelandclinic.org/health/diseases/21463-h-pylori-infection>

132 Hooi, J. K. Y. et al. Global Prevalence of Helicobacter pylori Infection: Systematic Review and Meta-Analysis. Gastroenterology 153, 420-429 (2017). https://doi.org:10.1053/j.gastro.2017.04.022

133 Kastl, A. J., Jr., Terry, N. A., Wu, G. D. & Albenberg, L. G. The Structure and Function of the Human Small Intestinal Microbiota: Current Understanding and Future Directions. Cell Mol Gastroenterol Hepatol 9, 33-45 (2020). https://doi.org:10.1016/j.jcmgh.2019.07.006

134 Ruigrok, R. et al. The Composition and Metabolic Potential of the Human Small Intestinal Microbiota Within the Context of Inflammatory Bowel Disease. J Crohns Colitis 15, 1326-1338 (2021). https://doi.org:10.1093/ecco-jcc/jjab020

135 Leite, G. G. S. et al. Mapping the Segmental Microbiomes in the Human Small Bowel in Comparison with Stool: A REIMAGINE Study. Dig Dis Sci 65, 2595-2604 (2020). https://doi.org:10.1007/s10620-020-06173-x

136 Murakami, T. Absorption sites of orally administered drugs in the small intestine. Expert Opin Drug Discov 12, 1219-1232 (2017). https://doi.org:10.1080/17460441.2017.1378176

137 Drug absorption in the small intestine, <https://derangedphysiology.com/main/cicm-primary-exam/required-reading/pharmacokinetics/Chapter%201.3.4/drug-absorption-small-intestine>

138 Anatomy, <https://www.britannica.com/science/human-digestive-system/Anatomy>

139 Billat, P. A., Roger, E., Faure, S. & Lagarce, F. Models for drug absorption from the small intestine: where are we and where are we going? Drug Discov Today 22, 761-775 (2017). https://doi.org:10.1016/j.drudis.2017.01.007

140 Lefebvre, P., Cariou, B., Lien, F., Kuipers, F. & Staels, B. Role of bile acids and bile acid receptors in metabolic regulation. Physiol Rev 89, 147-191 (2009). https://doi.org:10.1152/physrev.00010.2008

141 Vitek, L. & Haluzik, M. The role of bile acids in metabolic regulation. J Endocrinol 228, R85-96 (2016). https://doi.org:10.1530/JOE-15-0469

142 Xie, C. et al. Role of Bile Acids in the Regulation of Food Intake, and Their Dysregulation in Metabolic Disease. Nutrients 13 (2021). https://doi.org:10.3390/nu13041104

143 Physiology, Bile Secretion, <https://www.ncbi.nlm.nih.gov/books/NBK470209/>

144 Secretion of Bile and the Role of Bile Acids In Digestion, <http://www.vivo.colostate.edu/hbooks/pathphys/digestion/liver/bile.html>

145 Bile Acids: Their Role in Gut Health Beyond Fat Digestion, <https://www.clinicaleducation.org/resources/reviews/bile-acids-their-role-in-gut-health-beyond-fat-digestion/>

146 Porter, C. J., Trevaskis, N. L. & Charman, W. N. Lipids and lipid-based formulations: optimizing the oral delivery of lipophilic drugs. Nat Rev Drug Discov 6, 231-248 (2007). https://doi.org:10.1038/nrd2197

147 Chan, S. C. et al. Estimating liver weight of adults by body weight and gender. World J Gastroenterol 12, 2217-2222 (2006). https://doi.org:10.3748/wjg.v12.i4.2217

148 Underhill, G. H. & Khetani, S. R. Advances in Engineered Human Liver Platforms for Drug Metabolism Studies. Drug Metab Dispos 46, 1626-1637 (2018). https://doi.org:10.1124/dmd.118.083295

149 Lee, W. M. Drug-induced hepatotoxicity. N Engl J Med 333, 1118-1127 (1995). https://doi.org:10.1056/NEJM199510263331706

150 Couto, N. et al. Quantification of Proteins Involved in Drug Metabolism and Disposition in the Human Liver Using Label-Free Global Proteomics. Mol Pharm 16, 632-647 (2019). https://doi.org:10.1021/acs.molpharmaceut.8b00941

151 Diep, U., Chudow, M. & Sunjic, K. M. Pharmacokinetic Changes in Liver Failure and Impact on Drug Therapy. AACN Adv Crit Care 28, 93-101 (2017). https://doi.org:10.4037/aacnacc2017948

152 Corsini, A. & Bortolini, M. Drug-induced liver injury: the role of drug metabolism and transport. J Clin Pharmacol 53, 463-474 (2013). https://doi.org:10.1002/jcph.23

153 Szelag-Pieniek, S. et al. Hepatic drug-metabolizing enzymes and drug transporters in Wilson's disease patients with liver failure. Pharmacol Rep 73, 1427-1438 (2021). https://doi.org:10.1007/s43440-021-00290-8

154 Physiology, Liver, <https://www.ncbi.nlm.nih.gov/books/NBK535438/>

155 LIVER DETOXIFICATION, <https://www.integrativefamilypractice.com/blog/liver-detoxification>

156 First Pass Effect, <https://www.ncbi.nlm.nih.gov/books/NBK551679/>

157 影響藥物吸收的生理因素, <https://www.gushiciku.cn/dc_tw/106213044>

158 Mertens, K. L., Kalsbeek, A., Soeters, M. R. & Eggink, H. M. Bile Acid Signaling Pathways from the Enterohepatic Circulation to the Central Nervous System. Front Neurosci 11, 617 (2017). https://doi.org:10.3389/fnins.2017.00617

159 Almazroo, O. A., Miah, M. K. & Venkataramanan, R. Drug Metabolism in the Liver. Clin Liver Dis 21, 1-20 (2017). https://doi.org:10.1016/j.cld.2016.08.001

160 Cao, M. et al. Studies on the metabolism and degradation of vancomycin in simulated in vitro and aquatic environment by UHPLC-Triple-TOF-MS/MS. Sci Rep 8, 15471 (2018). https://doi.org:10.1038/s41598-018-33826-9

161 Wu, G., Fang, Y. Z., Yang, S., Lupton, J. R. & Turner, N. D. Glutathione metabolism and its implications for health. J Nutr 134, 489-492 (2004). https://doi.org:10.1093/jn/134.3.489

162 Dou, X. et al. Glutathione disulfide sensitizes hepatocytes to TNFalpha-mediated cytotoxicity

via IKK-beta S-glutathionylation: a potential mechanism underlying non-alcoholic fatty liver disease. Exp Mol Med 50, 1-16 (2018). https://doi.org:10.1038/s12276-017-0013-x

163 Ghosh Dastidar, S. et al. Glutathione S-transferase P deficiency induces glucose intolerance via JNK-dependent enhancement of hepatic gluconeogenesis. Am J Physiol Endocrinol Metab 315, E1005-E1018 (2018). https://doi.org:10.1152/ajpendo.00345.2017

164 Bajaj, P., Chowdhury, S. K., Yucha, R., Kelly, E. J. & Xiao, G. Emerging Kidney Models to Investigate Metabolism, Transport, and Toxicity of Drugs and Xenobiotics. Drug Metab Dispos 46, 1692-1702 (2018). https://doi.org:10.1124/dmd.118.082958

165 Miners, J. O., Yang, X., Knights, K. M. & Zhang, L. The Role of the Kidney in Drug Elimination: Transport, Metabolism, and the Impact of Kidney Disease on Drug Clearance. Clin Pharmacol Ther 102, 436-449 (2017). https://doi.org:10.1002/cpt.757

166 Anders, M. W. Metabolism of drugs by the kidney. Kidney Int 18, 636-647 (1980). https://doi.org:10.1038/ki.1980.181

167 Knights, K. M., Rowland, A. & Miners, J. O. Renal drug metabolism in humans: the potential for drug-endobiotic interactions involving cytochrome P450 (CYP) and UDP-glucuronosyltransferase (UGT). Br J Clin Pharmacol 76, 587-602 (2013). https://doi.org:10.1111/bcp.12086

168 Drug Elimination, <https://www.ncbi.nlm.nih.gov/books/NBK547662/>

169 Wu, H. & Huang, J. Drug-Induced Nephrotoxicity: Pathogenic Mechanisms, Biomarkers and Prevention Strategies. Curr Drug Metab 19, 559-567 (2018). https://doi.org:10.2174/13892002 18666171108154419

170 Gross Anatomy of the Kidney, <https://courses.lumenlearning.com/suny-ap2/chapter/gross-anatomy-of-the-kidney/>

171 Warning Signs of Kidney Problems, <https://www.webmd.com/a-to-z-guides/ss/slideshow-kidney-warning-signs>

172 10 Signs You May Have Kidney Disease, <https://www.kidney.org/news/ekidney/august14/10_Signs_You_May_Have_Kidney_Disease>

173 Thurlow, J. S. et al. Global Epidemiology of End-Stage Kidney Disease and Disparities in Kidney Replacement Therapy. Am J Nephrol 52, 98-107 (2021). https://doi.org:10.1159/000514550

174 Kovesdy, C. P. Epidemiology of chronic kidney disease: an update 2022. Kidney Int Suppl (2011) 12, 7-11 (2022). https://doi.org:10.1016/j.kisu.2021.11.003

175 International Comparisons, <https://adr.usrds.org/2020/end-stage-renal-disease/11-international-comparisons>

176 Bello, A. K. et al. Epidemiology of haemodialysis outcomes. Nat Rev Nephrol 18, 378-395 (2022). https://doi.org:10.1038/s41581-022-00542-7

177 Bindu, S., Mazumder, S. & Bandyopadhyay, U. Non-steroidal anti-inflammatory drugs (NSAIDs) and organ damage: A current perspective. Biochem Pharmacol 180, 114147 (2020). https://doi.org:10.1016/j.bcp.2020.114147

178 Pain Medicines (Analgesics), <https://www.kidney.org/atoz/content/painmeds_analgesics>

179 Drozdzal, S. et al. Kidney damage from nonsteroidal anti-inflammatory drugs-Myth or truth? Review of selected literature. Pharmacol Res Perspect 9, e00817 (2021). https://doi.org:10.1002/prp2.817

180 Shi, P. et al. A cross-omics toxicological evaluation of drinking water treated with different

processes. J Hazard Mater 271, 57-64 (2014). https://doi.org:10.1016/j.jhazmat.2014.02.007

181 Li, Y. et al. Identification of nephrotoxic compounds with embryonic stem-cell-derived human renal proximal tubular-like cells. Mol Pharm 11, 1982-1990 (2014). https://doi.org:10.1021/mp400637s

182 Tiong, H. Y. et al. Drug-induced nephrotoxicity: clinical impact and preclinical in vitro models. Mol Pharm 11, 1933-1948 (2014). https://doi.org:10.1021/mp400720w

183 Radi, Z. A. Kidney Pathophysiology, Toxicology, and Drug-Induced Injury in Drug Development. Int J Toxicol 38, 215-227 (2019). https://doi.org:10.1177/1091581819831701

184 避免腎損傷用藥安全手冊. (財團法人國家衛生研究院).

185 Medications That Can Cause Nephrotoxicity (Kidney Damage), <https://www.buzzrx.com/blog/medications-that-can-cause-nephrotoxicity-kidney-damage>

186 Perazella, M. A. & Rosner, M. H. Drug-Induced Acute Kidney Injury. Clin J Am Soc Nephrol 17, 1220-1233 (2022). https://doi.org:10.2215/CJN.11290821

187 Huang, J., Li, J., Lyu, Y., Miao, Q. & Pu, K. Molecular optical imaging probes for early diagnosis of drug-induced acute kidney injury. Nat Mater 18, 1133-1143 (2019). https://doi.org:10.1038/s41563-019-0378-4

188 Morrissey, K. M., Stocker, S. L., Wittwer, M. B., Xu, L. & Giacomini, K. M. Renal transporters in drug development. Annu Rev Pharmacol Toxicol 53, 503-529 (2013). https://doi.org:10.1146/annurev-pharmtox-011112-140317

189 Bayliss, G. P., Gohh, R. Y., Morrissey, P. E., Rodrigue, J. R. & Mandelbrot, D. A. Immunosuppression after renal allograft failure: a survey of US practices. Clin Transplant 27, 895-900 (2013). https://doi.org:10.1111/ctr.12254

190 Nielsen, L. H. et al. Changes in the renin-angiotensin-aldosterone system in response to dietary salt intake in normal and hypertensive pregnancy. A randomized trial. J Am Soc Hypertens 10, 881-890 e884 (2016). https://doi.org:10.1016/j.jash.2016.10.001

191 Nielsen, P. M. et al. In situ lactate dehydrogenase activity: a novel renal cortical imaging biomarker of tubular injury? Am J Physiol Renal Physiol 312, F465-F473 (2017). https://doi.org:10.1152/ajprenal.00561.2015

192 Nielsen, P. M. et al. Renal ischemia and reperfusion assessment with three-dimensional hyperpolarized (13) C,(15) N2-urea. Magn Reson Med 76, 1524-1530 (2016). https://doi.org:10.1002/mrm.26377

193 Hua, S. Physiological and Pharmaceutical Considerations for Rectal Drug Formulations. Front Pharmacol 10, 1196 (2019). https://doi.org:10.3389/fphar.2019.01196

194 de Boer, A. G., Moolenaar, F., de Leede, L. G. & Breimer, D. D. Rectal drug administration: clinical pharmacokinetic considerations. Clin Pharmacokinet 7, 285-311 (1982). https://doi.org:10.2165/00003088-198207040-00002

195 van Hoogdalem, E., de Boer, A. G. & Breimer, D. D. Pharmacokinetics of rectal drug administration, Part I. General considerations and clinical applications of centrally acting drugs. Clin Pharmacokinet 21, 11-26 (1991). https://doi.org:10.2165/00003088-199121010-00002

196 van Hoogdalem, E. J., de Boer, A. G. & Breimer, D. D. Pharmacokinetics of rectal drug administration, Part II. Clinical applications of peripherally acting drugs, and conclusions. Clin Pharmacokinet 21, 110-128 (1991). https://doi.org:10.2165/00003088-199121020-00003

197 Approach to Rectal Administration: A Refresher, <https://enclarapharmacia.com/palliative-pearls/approach-to-rectal-administration-a-refresher>

198 How to give medicines: rectal medicines, <https://www.medicinesforchildren.org.uk/advice-guides/giving-medicines/how-to-give-medicines-rectal-medicines/>

199 Deloose, E., Janssen, P., Depoortere, I. & Tack, J. The migrating motor complex: control mechanisms and its role in health and disease. Nat Rev Gastroenterol Hepatol 9, 271-285 (2012). https://doi.org:10.1038/nrgastro.2012.57

200 Aftab, A. R. et al. NSAID-induced colopathy. A case series. J Gastrointestin Liver Dis 19, 89-91 (2010).

201 Smolenski, M., Karolewicz, B., Golkowska, A. M., Nartowski, K. P. & Malolepsza-Jarmolowska, K. Emulsion-Based Multicompartment Vaginal Drug Carriers: From Nanoemulsions to Nanoemulgels. Int J Mol Sci 22 (2021). https://doi.org:10.3390/ijms22126455

202 Wang, X. et al. Vaginal drug delivery approaches for localized management of cervical cancer. Adv Drug Deliv Rev 174, 114-126 (2021). https://doi.org:10.1016/j.addr.2021.04.009

203 Osmalek, T. et al. Recent Advances in Polymer-Based Vaginal Drug Delivery Systems. Pharmaceutics 13 (2021). https://doi.org:10.3390/pharmaceutics13060884

204 Katakowski, J. A. & Palliser, D. siRNA-based topical microbicides targeting sexually transmitted infections. Curr Opin Mol Ther 12, 192-202 (2010).

205 Katz, D. F., Yuan, A. & Gao, Y. Vaginal drug distribution modeling. Adv Drug Deliv Rev 92, 2-13 (2015). https://doi.org:10.1016/j.addr.2015.04.017

206 Palmeira-de-Oliveira, R., Palmeira-de-Oliveira, A. & Martinez-de-Oliveira, J. New strategies for local treatment of vaginal infections. Adv Drug Deliv Rev 92, 105-122 (2015). https://doi.org:10.1016/j.addr.2015.06.008

207 Ferris, D. G. et al. Variability of vaginal pH determination by patients and clinicians. J Am Board Fam Med 19, 368-373 (2006). https://doi.org:10.3122/jabfm.19.4.368

208 das Neves, J., Notario-Perez, F. & Sarmento, B. Women-specific routes of administration for drugs: A critical overview. Adv Drug Deliv Rev 176, 113865(2021). https://doi.org:10.1016/j.addr.2021.113865

209 Stevens, J. M. Gynaecology from ancient Egypt: The papyrus Kahun: A translation of the oldest treatise on gynaecology that has survived from the ancient world. Med J Aust 2, 949-952 (1975). https://doi.org:10.5694/j.1326-5377.1975.tb106465.x

210 Humphries, C. Microbiome: Detecting diversity. Nature 550, S12-S14 (2017). https://doi.org:10.1038/550S12a

211 Microbiome, <https://www.niehs.nih.gov/health/topics/science/microbiome/index.cfm>

212 Vaginal Yeast Infection, <https://my.clevelandclinic.org/health/diseases/5019-vaginal-yeast-infection>

213 Sustr, V., Foessleitner, P., Kiss, H. & Farr, A. Vulvovaginal Candidosis: Current Concepts, Challenges and Perspectives. J Fungi (Basel) 6 (2020). https://doi.org:10.3390/jof6040267

214 Lin, Y. P., Chen, W. C., Cheng, C. M. & Shen, C. J. Vaginal pH Value for Clinical Diagnosis and Treatment of Common Vaginitis. Diagnostics (Basel) 11 (2021). https://doi.org:10.3390/diagnostics11111996

215 Beery, E. et al. ABCG2 modulates chlorothiazide permeability--in vitro-characterization of its interactions. Drug Metab Pharmacokinet 27, 349-353 (2012). https://doi.org:10.2133/dmpk.dmpk-11-nt-068

216 Gu, N. et al. Multiple-dose pharmacokinetics and pharmacodynamics of evogliptin (DA-1229),

a novel dipeptidyl peptidase IV inhibitor, in healthy volunteers. Drug Des Devel Ther 8, 1709-1721 (2014). https://doi.org:10.2147/DDDT.S65678

217 Park, S. M. et al. Population pharmacokinetic and pharmacodynamic modeling of transformed binary effect data of triflusal in healthy Korean male volunteers: a randomized, open-label, multiple dose, crossover study. BMC Pharmacol Toxicol 15, 75 (2014). https://doi.org:10.1186/2050-6511-15-75

218 Yang, Y., Hong, H., Zhang, Y. & Cai, W. Molecular Imaging of Proteases in Cancer. Cancer Growth Metastasis 2, 13-27 (2009). https://doi.org:10.4137/cgm.s2814

219 Rademaker, M. Do women have more adverse drug reactions? Am J Clin Dermatol 2, 349-351 (2001). https://doi.org:10.2165/00128071-200102060-00001

220 Soldin, O. P. & Mattison, D. R. Sex differences in pharmacokinetics and pharmacodynamics. Clin Pharmacokinet 48, 143-157 (2009). https://doi.org:10.2165/00003088-200948030-00001

221 Phan, J., Benhammou, J. N. & Pisegna, J. R. Gastric Hypersecretory States: Investigation and Management. Curr Treat Options Gastroenterol 13, 386-397 (2015). https://doi.org:10.1007/s11938-015-0065-8

222 Lahner, E., Virili, C., Santaguida, M. G., Annibale, B. & Centanni, M. Helicobacter pylori infection and drugs malabsorption. World J Gastroenterol 20, 10331-10337 (2014). https://doi.org:10.3748/wjg.v20.i30.10331

223 Bennink, R. et al. Comparison of total and compartmental gastric emptying and antral motility between healthy men and women. Eur J Nucl Med 25, 1293-1299 (1998). https://doi.org:10.1007/s002590050298

224 Fischer, Q. & Garcon, P. Multiple Strokes Secondary to an Early Thrombosis of Aortic Bioprosthesis on Aspirin Therapy. J Cardiovasc Echogr 26, 97-99 (2016). https://doi.org:10.4103/2211-4122.187962

225 Edwards, R. A., McNair, K., Faust, K., Raes, J. & Dutilh, B. E. Computational approaches to predict bacteriophage-host relationships. FEMS Microbiol Rev 40, 258-272 (2016). https://doi.org:10.1093/femsre/fuv048

226 Singh-Manoux, A. et al. Gender differences in the association between morbidity and mortality among middle-aged men and women. Am J Public Health 98, 2251-2257 (2008). https://doi.org:10.2105/AJPH.2006.107912

227 Deleu, D., Ebinger, G. & Michotte, Y. Clinical and pharmacokinetic comparison of oral and duodenal delivery of levodopa/carbidopa in patients with Parkinson's disease with a fluctuating response to levodopa. Eur J Clin Pharmacol 41, 453-458 (1991). https://doi.org:10.1007/BF00626368

228 Kim, Y. S., Unno, T., Kim, B. Y. & Park, M. S. Sex Differences in Gut Microbiota. World J Mens Health 38, 48-60 (2020). https://doi.org:10.5534/wjmh.190009

229 Bolzinger, M.-A. Penetration of drugs through skin, a complex rate-controlling membrane. Current Opinion in Colloid & Interface Science 17, 156–165 (2012). https://doi.org:10.1016/j.cocis.2012.02.001

230 Palmer, B. C. & DeLouise, L. A. Nanoparticle-Enabled Transdermal Drug Delivery Systems for Enhanced Dose Control and Tissue Targeting. Molecules 21 (2016). https://doi.org:10.3390/molecules21121719

231 Del Pozzo-Magana, B. R. & Liy-Wong, C. Drugs and the skin: A concise review of cutaneous adverse drug reactions. Br J Clin Pharmacol (2022). https://doi.org:10.1111/bcp.15490

232 Nguyen, T. & Zuniga, R. Skin conditions: new drugs for managing skin disorders. FP Essent 407, 11-16 (2013).

233 Lee, I. A. & Maibach, H. I. Pharmionics in dermatology: a review of topical medication adherence. Am J Clin Dermatol 7, 231-236 (2006). https://doi.org:10.2165/00128071-200607040-00004

234 Copaescu, A. M. & Trublano, J. A. The assessment of severe cutaneous adverse drug reactions. Aust Prescr 45, 43-48 (2022). https://doi.org:10.18773/austprescr.2022.010

235 Crisafulli, G. et al. Mild cutaneous reactions to drugs. Acta Biomed 90, 36-43 (2019). https://doi.org:10.23750/abm.v90i3-S.8159

236 Tempark, T., John, S., Rerknimitr, P., Satapornpong, P. & Sukasem, C. Drug-Induced Severe Cutaneous Adverse Reactions: Insights Into Clinical Presentation, Immunopathogenesis, Diagnostic Methods, Treatment, and Pharmacogenomics. Front Pharmacol 13, 832048 (2022). https://doi.org:10.3389/fphar.2022.832048

237 Dibek Misirlioglu, E. et al. Severe Cutaneous Adverse Drug Reactions in Pediatric Patients: A Multicenter Study. J Allergy Clin Immunol Pract 5, 757-763 (2017). https://doi.org:10.1016/j.jaip.2017.02.013

238 Zhang, C., Van, D. N., Hieu, C. & Craig, T. Drug-induced severe cutaneous adverse reactions: Determine the cause and prevention. Ann Allergy Asthma Immunol 123, 483-487 (2019). https://doi.org:10.1016/j.anai.2019.08.004

239 Perez, C. E. & Dyer, J. A. Cutaneous Drug Eruptions in Pediatrics-A Primer. Pediatr Ann 49, e132-e139 (2020). https://doi.org:10.3928/19382359-20200224-01

240 Yang, F. et al. Clinical profile of cutaneous adverse drug reactions: a retrospective study of 1883 hospitalized patients from 2007 to 2016 in Shanghai, China. Eur J Dermatol 30, 24-31 (2020). https://doi.org:10.1684/ejd.2020.3713

241 Sharma, S., Jayakumar, D. & Palappallil, D. S. Pharmacovigilance of Cutaneous Adverse Drug Reactions among Patients Attending Dermatology Department at a Tertiary Care Hospital. Indian Dermatol Online J 10, 547-554 (2019). https://doi.org:10.4103/idoj.IDOJ_419_18

242 Medications for Skin Conditions, <https://www.webmd.com/skin-problems-and-treatments/medications-skin-conditions>

243 Bandyopadhyay, D. Topical Antibacterials in Dermatology. Indian J Dermatol 66, 117-125 (2021). https://doi.org:10.4103/ijd.IJD_99_18

244 Barkin, R. L. Topical Nonsteroidal Anti-Inflammatory Drugs: The Importance of Drug, Delivery, and Therapeutic Outcome. Am J Ther 22, 388-407 (2015). https://doi.org:10.1097/MJT.0b013e3182459abd

245 Drug Interactions Checker, <https://www.drugs.com/drug_interactions.html>

246 Top 5 Reasons to Get a Second Opinion, <https://www.verywellhealth.com/top-reasons-to-get-a-second-opinion-4144734>

247 Van Such, M., Lohr, R., Beckman, T. & Naessens, J. M. Extent of diagnostic agreement among medical referrals. J Eval Clin Pract 23, 870-874 (2017). https://doi.org:10.1111/jep.12747

248 Taking multiple medicines safely, <https://medlineplus.gov/ency/patientinstructions/000883.htm>

249 Aylward, B., Hennessey, K. A., Zagaria, N., Olive, J. M. & Cochi, S. When is a disease eradicable ? 100 years of lessons learned. Am J Public Health 90, 1515-1520 (2000). https://doi.org:10.2105/ajph.90.10.1515

附錄三 · 黃旭山教授發表之 SCI 論文及專利

Publications list:

1. Alozieuwa UB, Lawal B, Sani S, Onikanni AS, Osuji O, Ibrahim YO, Babalola SB, Mostafa-Hedeab G, Alsayegh AA, Albogami S, Batiha GES, Wu THA* Huang HS* Conte-Junior CA, Oxid. Med. Cell. Longev., 2022, 2022, 1215097.

2. Lawal B, Kuo YC, Rachmawati Sumitra M, Wu THA* Huang HS*, Comput. Biol. Med., 2022, 148, 105814.

3. Lawal B, Sani S, Onikanni AS, Ibrahim YO, Agboola AR, Jigam AA, Lukman HY, Olawale F, Jigam AA, Batiha GES, Babalola SB, Mostafa-Hedeab G, Lima CMG, Wu ATH*, Huang HS*, Conte-Junior CA, Biomed. Pharmacother., 2022, 152, 113196.

4. Lawal B, Wu ATH*, Huang HS*, Front. Immunol., 2022, 13:872470.

5. Mokgautsi N, Kuo YC, Tang SL, Liu FC, Chen SJ, Wu ATH*, Huang HS*, Cancers, 2022, 14(1), 262-284.

6. George TA, Chen MM, Czosseck A, Chen HP, Huang HS,* Lundy DJ,* J. Control. Release., 2022, 342, 31-43.

7. Yang SR, Hung SC, Chu LCJ, Hua KF, Wei CW, Tsai IL, Kao CC, Sung CC, Wu CY, Chen A, Wu THA, Liu FC, Huang HS, Ka SM*, Cells, 2021, 10(11), 3060-3078.

8. Lawal B, Kuo YC, Tang SL, Liu FC, Wu ATH*, Lin, HY*, Huang HS*, Cells, 2021, 10(11), 2873-2896.

9. Lawal B, Kuo YC, Wu ATH*, Huang HS*, J. Inflamm. Res., 2021, 14, 4901-4913.

10. Wu ATH, Huang HS*, Wen YT, Lawal B, Mokgautsi N, Huynh TT, Hsiao M, Wei L*, Cells, 2021, 10(9), 2391-2411.

11. Angom RS, Zhu J, Wu ATH, Rachmawati-Sumitra M, Pham V, Dutta S, Wang E, Madamsetty V, Perez Cordero GD, Huang HS, Mukhopadhyay D, Wang Y*, J. Inflamm. Res., 2021, 14, 4551-4565.

12. Lawal B, Wang YC, Wu ATH*, Huang HS*, Front. Pharmacol., 2021, 12:691234.

13. Huang TH, Mokgautsi N, Huang YJ, Wu ATH*, Huang HS*, Cells, 2021, 10(8), 1970-1991.

14. Yang SR, Hua KF, Wu CY, Chen A, Weng JC, Tsai YL, Wan CJ, Lee CC, Chan JF, Hsieh CY, Hsu YJ, Wu CC, Mukhopadhyay D, Huang HS, Liu FC*, Ka SM*, FASEB J., 2021, 35, 8, e21785.

15. Lawal B, Kuo YC, Wu ATH*, Huang HS*, Int. J. Biol. Sci., 2021, 17(12), 3224-3238.

16. Lawal B, Lo WC, Mokgautsi N, Rachmawati Sumitra M, Khedkar H, Wu ATH*, Huang HS*, Am. J. Cancer Res., 2021, 11(6):2590-2617.

17. Khedkar Nivrutti H, Wang YC, Yadav VK, Srivastava P, Lawal B, Mokgautsi N, Rachmawati Sumitra M, Wu ATH*, Huang HS*, Int. J. Mol. Sci., 2021 May 31;22(11):5895.

18. Mokgautsi N, Wang YC, Lawal B, Khedkar H, Rachmawati Sumitra M, Wu ATH*, Huang HS*, Cancers, 2021, 13(11), 2523.

19. Lawal B, Lee CY, Mokgautsi N, Rachmawati-Sumitra M, Khedkar H, Wu ATH*, Huang HS*, Front. Oncol., 2021 March 26, 11:656738,

20. Mokgautsi N, Wen YT, Lawal B, Khedkar H, Rachmawati Sumitra M, Wu ATH*, Huang HS.*, Int. J. Mol. Sci., 2021, 22(5), 2464.

21. Lawal B, Liu YL, Mokgautsi N, Khedkar H, Rachmawati Sumitra M, Wu ATH*, Huang HS*,

Biomedicines, 2021, 19;9(1):92.

22 Yang SR, Hua KF, Takahata A, Wu CY, Hsieh CY, Chiu HW, Chen CH, Mukhopadhyay D, Suzuki Y, Ka SM.*, Huang HS*, Chen A*, J. Pathol., 2021, 253, 4, 427-441.

23 Ahmed AAA, Lee YR, Wu THA, Yadav VK, Yu DS, Huang HS*, Arab. J. Chem., 2021, 14(2), 102884-102907,

24 Lee JC, Wu THA, Chen JH, Huang WY, Lawal B, Mokgautsi N, Huang HS*, Ho CL*, Cancers, 2020, 12(12) E3759.

25 Yadav VK, Huang YJ, George TA, Wei PL, Sumitra-Rachmawati M, Ho CL, Chang TH, Wu ATH*, Huang HS*, Cancers, 2020, 12(6), 1590;

26 Su YS, Chen H, Hsieh WS, Chen CH, Jiang H, Huang HS, Chang DM, Huang SL, Sun WH*, J. Neuroinflamm., 2020, 17(1), 170-186.

27 Kung CC, Dai SP, Chiang H, Huang HS, Sun WH*, Mol. Biol. Rep., 2020, 47:3423-3437.

28 Fann LY, Shih JH, Tseng JH, Huang HS*, Hsiao SH*, Molecules, 2020, 25(8), E1793.

29 Chiu YS, Wu JL, Yeh CT, Yadav VK, Huang HS*, Wang LS*, Aging-US, 2020,12(8):6630-6643.

30 Hsieh CL, Huang HS, Chen KC, Saka T, Chiang CY, Chung LWK, Sung SY, Mol. Cancer Ther., 2020, 19, 101-111.

31 Wen YT, Wu THA, Bamodu OA, Wei L, Lin CM, Yen Y, Chao TY, Mukhopadhyay D, Hsiao DVMM, Huang HS*, Cancers, 2019, 26;11(10): E1442.

32 Shen CJ, Lin PL, Lin HC, Cheng YW, Huang HS*, Lee H*, Am. J. Cancer. Res., 2019, 9(12), 2789-2796.

33 Madamsetty VS, Pal K, Dutta SK, Wang E, Thompson JR, Banerjee RK, Caulfield TR, Mody K, Yen Y, Mukhopadhyay D*, Huang HS*, Bioconjugate Chem., 2019, 30(10), 2703-2713.

34 Lu JW, Ho LJ, Lai JH, Huang HS, Lee CC, Lin TY, Lien SB, Lin LC, Chen LW, Gong Z, Shen MC, Liu FC, Biochem. Bioph. Res. Co., 2019, 517, 155-163.

35 Chen CL, Chen TC, Lee CC, Shih LC, Lin CY, Hsieh YY, Ahmed AAA, Huang HS*, Arab. J. Chem., 2019, 12, 3503-3516.

36 Chen TC, Guh JH, Hsu HW, Chen CL, Lee CC, Wu CL, Lee YR, Lin JJ, Yu DS*, Huang HS*, Arab. J. Chem., 2019, 12, 2864-2881.

37 Chen TC, Yu DS, Chen SJ, Chen CL, Lee CC, Hsieh YY, Chang LC, Guh JH, Lin JJ*, Huang H S*, Arab. J. Chem., 2019, 12, 4348-4364.

38 Wu CL, Chen CL, Huang HS, Yu DS, Cancer Medicine, 2018, 7, 3945-3954.

39 Liu FC, Lu JW, Chien CY, Huang HS, Lee CC, Lien SB, Lin LC, Chen WC, Ho YJ, Shen MC, Ho LJ, Lai JH.*, Int. J. Mol. Sci., 2018, 19, 1453-1466.

40 Hsu FT, Liu HS, Ahmed AAA, Tsai PH, Kao YC, Lu CF, Huang HS, Chen CY.*, Nanomedicine: NBM, 2018, 14, 1019–1031.

41 Wu JL, Lee CH, Yang CT, Chang CM, Li G, Cheng CK, Chen CH, Huang HS*, Lai YS*, PLoS One, 2018, 13(2): e0192027.

42 Fann LY, Chen Y, Chu DC, Weng SJ, Chu HC, Wu THA, Lee JF, Ahmed AAA, Chen TC Huang H S*, Ma KH*, Oncotarget, 2018, 9(15), 11922-11937.

43 Liu FL, Chen CL, Lee CC, Wu CC, Hsu TH, Tsai CY, Huang HS, Chang DM*, Int. J. Med. Sci. 2017, 14(9), 840-852.

44 Ahmed AAA, Hsu FT, Hsieh CL, Shiau CY, Chiang CH, Wei ZH, Chen CY*, Huang HS*, Sci. Rep., 2016, 6:36650.

45 Lin YH, Chuang SM, Chen CL, Jeyachandran S, Lo SC, Wu PC, Huang HS*, Hou MH*, Sci. Rep., 2016, 6, 31019-31028.

46 Wu DW, Chen TC, Huang HS*, Lee H*, Cell Death Dis., 2016, 7, e2290.

47 Lee CC, Chen CL, Liu FL, Chiou CY, Chen TC, Wu CC, Sun WH, Chang DM*, Huang HS*, Arch. Pharm., 2016, 349, 342-355.

48 Chen CL, Lee CC, Liu FL, Chen TC, Ahmed AAA, Chang DM*, Huang HS*, Eur. J. Med. Chem., 2016, 117, 70-84.

49 Ahmed AAA, Lee YR, Chen TC, Chen CL, Lee CC, Shiau CY, Chiang CH, Huang HS*, PLoS One, 2016, 11(4), e0154278.

50 Lee CC, Lo Y, Ho LJ, Lai JH, Lien SB, Lin LC, Chen CL, Chen TC, Liu FC*, Huang HS*, PLoS One, 2016, 11(3), e0149317.

51 Chang LC, Chen TC, Chen SJ, Chen CL, Lee CC, Wu SH, Yen Y, Huang HS*, Lin JJ*, Oncotarget, 2016, 7(42), 67986-68001.

52 Chen TC, Wu CL, Lee CC, Chen CL, Yu DS*, Huang HS*, Eur. J. Med. Chem., 2015, 103, 615-627.

53 Lee YR, Chen TC, Lee CC, Chen CL, Ahmed AAA, Tikhomirov A, Guh JH, Yu DS*, Huang HS*, Eur. J. Med. Chem., 2015, 102, 661-676.

54 Lee CC, Liu FL, Chen CL, Chen TC, Liu FC, Ahmed AAA, Chang DM*, Huang HS*, Bioorg. Med. Chem., 2015, 23, 4522-4532.

55 Lee CC, Liu FL, Chen CL, Chen TC, Chang DM*,Huang HS*, Eur. J. Med. Chem., 2015, 98, 115-126.

56 Chen CL, Liu FL, Lee CC, Chen TC, Ahmed AAA, Sytwu HK, Chang DM, Huang HS*, J. Med. Chem., 2014, 57, 8072-8085.

57 Chen CL, Liu FL, Lee CC, Chen TC, Chang WW, Guh JH, Ahmed AAA, Chang DM*, Huang HS*, Eur. J. Med. Chem., 2014, 87, 30-38.

58 Chen YW, Huang HS, Shieh YS, Ma KH, Huang SH, Hueng DY, Sytwu HK, Lin GJ*, Plos One, 2014, 9(8), e104703. ,

59 Hsu JL, Liu SP, Lee CC, Hsu LC, Ho YF, Huang HS*, Guh JH*, N-S. Arch Pharmacol., 2014, 387, 979-990.

60 Tang SH, Haung HS, Wu HU, Tsai YT, Chuang MJ, Chang SY, Yu CP, Hsiao PW, Sun GH, Yu D S, Cha TL*, Oncotarget, 2014, 5(21), 10342-10355.

61 Liou JT, Huang HS, Chiang ML, Lin CS, Yang SP, Ho LJ, Lai JH*, Eur. J. Pharmacol., 2014, 726, 124-132. ,

62 Chung YL, Pan CH, Lioua WH, Sheua MJ, Lin WH, Chen TC, Huang HS, Wu CH*, J. Pharmacol. Sci., 2014, 124(1), 7-17.

63 Lee CC, Chang DM, Huang KF, Chen CL, Chen TC, Lo Y, Guh JH*, Huang HS*, Bioorg. Med. Chem., 2013, 21, 7125-7133.

64 Chen TC, Yu DS, Huang KF, Fu YC, Chen CL, Lee CC, Huang FC, Hsieh HH, Lin JJ*, Huang HS*, Eur. J. Med. Chem., 2013, 69, 278-293.

65 Liou WS, Hsieh SC, Chang WY, Wu HMG, Huang HS, Lee CF*, Pharmacoepidemiol Drug Saf., 2013, 22, 752–759.

66 Wang CH, Huang HS, Dai NT, Sheu MJ, Chang DM*, Phytother. Res., 2013, 27, 1863-1867.

67 Lee YR, Yu DS, Liang YC, Huang KF, Chou SJ, Chen TC, Lee CC, Chen CL, Chiou SH*, Huang HS*, Plos One, 2013, 8(2), e56284.

68 Chen CL, Chang DM, Chen TC, Lee CC, Hsieh HH, Huang FC, Huang KF, Guh JH, Lin JJ*, Huang HS*, Eur. J. Med. Chem., 2013, 60, 29-41.

69 Lee CC, Huang KF, Chang DM, Hsu JJ, Huang FC, Shih KN, Chen CL, Chen TC, Chen RH, Lin J J*, Huang HS*, Eur. J. Med. Chem., 2012, 50, 102-112.

70 Lee CC, Huang KF, Lin PY, Huang FC, Chen CL, Chen TC, Guh JH, Lin JJ*, Huang HS*, Eur. J. Med. Chem., 2012, 47, 323-336.

71 Huang FC, Huang KF, Chen RH, Wu JE, Chen TC, Chen CL, Lee CC, Chen JY, Lin JJ*, Huang H S*, Arch. Pharm., 2012, 345, 101-111.

72 Cheng CP, Huang HS, Hsu YC, Sheu MJ, Chang DM*, J. Clin. Immunol., 2012, 32, 762-777.

73 Cheng MH, Yang YC, Wong Y.H, Chen TR, Lee CY, Yang CC, Chen SH, Yang IN, Yang YS, Huang HS, Yang CY, Huang MS, Chiu HF*, Anti-Cancer Drug, 2012, 23(2), 191-199.

74 Chang YL, Lee HJ, Liu ST, Lin YS, Chen TC, Hsieh TY*, Huang HS*, Huang SM*, Int. J. Biochem. Cell B., 2011, 43, 1720-1728.

75 Chang CJ, Hsu CC, Chang CH, Tsai LL, Chang YC, Lu SW, Yu CH, Huang HS, Wang JJ, Tsai C H, Chou MY, Yu CC, Hu FW, Oncol. Rep. 2011, Oct; 26(4), 1003-1010.

76 Liu FC, Huang HS, Huang CY, Ro Y, Chang DM, Lai JH, Ho LJ*, J. Clin. Immunol., 2011, 31, 6, 1131-1142.

77 Chiang CH, Chang CC, Huang HC, Tsai PH, Jeng SY, Hung SI, Liang YC, Huang HS, Chiou SH, Lee FY, Lee SD, Yuan CC, Hsieh JH, J. Biomed. Biotechnol., 2011, 2011: 219060.

78 Shchekotikhin AE*, Glazunova VA, Dezhenkova LG, Shevtsova EK, Traven VF, Balzarini J, Huang HS, Shtil, AA, Preobrazhenskaya MN, Eur. J. Med. Chem., 2011, 46(1), 423-428.

79 Huang HS*, Huang KF, Lee CC, Chen CL, Li CL, Lin JJ, Anti-Cancer Drug, 2010, 21(2), 169-180.

80 Dutikova YV, Borisova OF, Shchyolkina AK, Lin JJ, Huang HS, Shtil AA, Kaluzhny DN, Mol. Biol+, 2010, 44, 5, 823-831.

81 Shchekotikhin AE, Dezhenkova LG, Glazunova VA, Kaluzhny DN, Ilyinsky NS, Shtil AA, Preobrazhenskaya MN, Lin JJ, Huang HS, ANNALS OF ONCOLOGY, 2010, 21, 32-33.

82 Chou YS, Horng CT, Huang HS, Chen JT, Tsai ML, Ocul. Immunol. Inflamm., 2010, 18(1), 41-42.

83 Huang HS*, Chen JC, Chen RH, Huang KF, Huang FC, Jhan JR, Chen CL, Lo Y, Lee CC, Lin J J*, Bioorg. Med. Chem., 2009, 17, 7418-7428.

84 Shchekotikhin AE*, Glazunova VA, Dezhenkova LG, Luzikov YN, Sinkevich YB, Kovalenko LV, Buyanov VN, Balzarini J, Huang FC, Lin JJ, Huang HS, Shtil AA, Preobrazhenskaya MN, Bioorg. Med. Chem., 2009, 17, 1861-1869.

85 Huang HS*, Huang KF, Li CL, Huang YY, Chiang YH, Huang FC, Lin JJ*, Bioorg. Med. Chem., 2008, 16, 6976-6986.

86 Shchekotikhin AE, Dezhenkova LG, Susova OY, Glazunova VA, Shtil AA, Preobrazhenskaya MN, Huang HS, ANNALS OF ONCOLOGY, 19, 28.

87 Huang HS*, Lin JJ, Huang KF, Li CL, Taiwan Pharm. J., 2007, 59, 179-187.

88 Cheng KT, Hsu FL, Chen SH, Hsieh PK, Huang HS, Lee CK, Lee MH*, Chem. Pharm. Bull. 2007, 55(5), 757-761.

89 Huang HS*, Chen IB, Huang KF, Lu WC, Shieh FY, Huang YY, Huang FC, Lin JJ*, Chem. Pharm. Bull. 2007, 55(2), 284-292.

90 Preobrazhenskaya NM, Tevyashova AN, Olsufyeva EN, Huang KF, Huang HS*, J. Med. Sci.

2006, 26(4), 119-128.

91 Huang HS*, Chiu HF, Tao CW, Chen IB, Chem. Pharm. Bull. 2006, 54(4), 458-464.

92 Preobrazhenskaya NM, Shchekotikhin AE, Shtil AA, Huang HS*, J. Med. Sci. 2006, 26(1), 1-4.

93 Huang HS*, Chiu HF, Lu WC, Yuan CL, Chem. Pharm. Bull. 2005, 53(9), 1136-1139.

94 Huang HS*, Chou CL, Guo CL, Yuan CL, Lu YC, Shieh FY, Lin JJ, Bioorg. Med. Chem. 2005, 13, 1435-1444.

95 Huang HS*, Chiu HF, Lee AR, Guo CL, Yuan CL, Bioorg. Med. Chem. 2004, 12, 6163-6170.

96 Huang HS*, Chiu HF, Yeh PF, Yuan CL, Helvetica Chimica Acta, 2004, 87, 999-1006.

97 Chen RF, Chou CL, Wang MR, Chen CF, Liao JF, Ho LK, Tao CW, Huang HS*, Biol. Pharm. Bull. 2004, 27(6), 838-845.

98 Lin LH, Huang HS, Lin CC, Lee LW, Lin PY, Chem. Pharm. Bull. 2004, 52(7), 855-857.

99 Chen RF, Shen YC, Huang HS, Liao JF, Ho LK, Chou YC, Wang WY, Chen CF*, J. Pharm. Pharmacol. 2004, 56(7), 915-919.

100 Huang HS,*Chiou JF, Fong Y, Hou CC, Lu YC, Wang JY, Shih JW, Pan,YR, Jeng WR, Lin JJ, J. Med. Chem. 2003, 46, 3300-3307.

101 Huang HS*, Chiou JF, Chiu HF, Chen RF, Lai YL, Arch. Pharm. 2002, 335(1), 33-38.

102 Huang HS*, Chiou JF, Chiu HF, Tao CW, Chen RF, Jeng WR, Arch. Pharm. 2002, 335(10), 481-486.

103 Huang HS*, Chiou JF, Chiu HF, Tao CW, Yeh PF, Jeng WR, Chem. Pharm. Bull. 2002, 50(11), 1491-1494.

104 Huang HS*, Hwang JM, Jen YM, Lin JJ, Lee KY, Shi CH, Hsu HC, Chem. Pharm. Bull. 2001, 49(8), 969-973.

105 Huang HS*, Chiu HF, Hwang JM, Jen,YM, Tao CW, Lai YL, Chem. Pharm. Bull. 2001, 49(10), 1346-1348.

106 Huang HS*, Lin PY, Hwang JM, Hsu HC, Lai YL, Tao CW, Chem. Pharm. Bull. 2001, 49(10), 1288-1291.

107 Huang HS*, Hwang JM, Jen YM, Tao CW, Lee KY, Shi CH, Chin. Pharm. J. 2001, 53, 2, 71-83.

108 Huang HS*, Lin PY, Proc. Natl. Sci. Counc. ROC(B), 2000, 24, 1, 45-51.

109 Hwang JM, Huang HS, Hsu WL, Shueng PW, Lee WH, Therap. Radiol. & Oncol. 2000, 7(1), 1-8.

110 Huang HS*, Lee AL, Wu CC, Yen MH, Hwang JM, J. Med. Sci. 1999, 20(3):111-123.

111 Huang HS*, Chin. Pharm. J. 1998, 50, 267-276.

112 Huang HS*, J. of Hospital Pharmacy, 1998, 170-182.

113 Wu CC, Luk HN, Huang HS, Chueh SH, Lin CI, Yen MH, J. Med. Sci. 1998, 19(3): 135-140.

114 Müller K, Huang HS, Wiegrebe W, Chem. Abstr. 1997, 126, 131259j.

115 Müller K, Prinz H, Gawlik I, Ziereis K, Huang HS, J. Med. Chem. 1997, 40, 23, 3773-3780.

116 Huang HS, Ph.D. Thesis, 1996, University Regensburg, Germany.

117 Müller K, Huang HS, Wiegrebe W, J. Med. Chem. 1996, 39, 16, 3132-3138.

118 Müller K, Huang HS* Chin. Pharm. J. 1996, 48, 337-354.

119 Huang HS*, Mayer KK, Wiegrebe W, Arch. Pharm. 1995, 328, 297-299.

120 Huang HS*, Mayer KK, Wiegrebe W, Arch. Pharm. 1994, 327, 669-671.

121 Huang HS*, Mayer KK, Wiegrebe W, Arch. Pharm. 1994, 327, 735-738.

122 Huang HS*, Mayer KK, Müller K, Wiegrebe W, Arch. Pharm. 1994, 327, 743-744.

123 Liu KC, Huang HS, Chin. Pharm. J. 1993, 45, 203-213.

124 Liu KC, Huang HS, Fan LT, Chin. Pharm. J. 1993, 45, 511-518.

125 Liu KC, Huang HS. Arch. Pharm. 1989, 322, 303-304.

126 Liu KC, Huang HS, Lin SM, Chin. Pharm. J. 1989, 41, 159-161.

127 Liu KC, Huang HS,.Arch. Pharm. 1988, 321, 425-426.

128 Liu KC, Huang HS, Arch. Pharm. 1988, 321, 771-772.

Patents:

1. Huang, H. S.; Lee, H. 一種 氫硫胺 [2 ，3- c] 喹啉 -12 -酮衍生物用於誘導體的非小細胞肺癌等治療藥物, Japan Patent No. 6337077. Date of Patent: May 11, 2018.

2. Huang, H. S.; Yu, D. S.; Chen, T. C. Thiochromeno[2,3-c]quinolin-12 -one derivatives and their use as topoisomerase inhibitors, European Patent No. 3002287B1. Date of Patent: Jan. 31, 2018; Thiochromeno[2,3-c]quinolin-12-one derivatives and their use as topoisomerase inhibitors, Russia Patent No. 2663929. Date of Patent: June 13, 2018; Huang, H. S.; Yu, D. S.; Chen, T. C. Novel thiochromeno[2,3-c]quinolin-12-one derivatives, preparation method and application thereof, US Patent No. 8,927,717B1. Date of Patent: Jan. 6, 2015.新穎 氫硫胺[2,3-c]喹啉-12-酮衍生物、其製備方法及其應用, 中華民國專利I488843 (2015)；PCT申請WO2015120730A1；韓國Korea專利 KR20160043348A (2015)；澳洲 Australian Patent No. 2014240265, AU2014240265B2 (2015)；日本國專利證書號：特許第6063909號, JP6063909B2 (2016)； New Zealand Patent No. 700644 (2016); PRC Patent No. CN104356142B (2017); Canadian Patent No. 2866502, CA2866502C (2017)；歐盟EUROPEAN PATENT EP3002287B1 (2018); HK1206334; .俄羅斯專利: 2663929; 西班牙專利:EP3002287, E14187461(0); 丹麥專利:DK/EP3002287T3; 土耳其專利 : EP3002287B1, TR2018 05917T4 (Turk Patent, No: TR2018 05917 T4 (EP3002287B1). Huang, H. S.; Yu, D. S.; Chen, T. C. Huang, H. S.; Yu, D. S.; Chen, T. C. Dehydrothiamine[2,3-c]quinoline-12-ketone derivatives and preparation method and application thereof, Patent No. HK 1206334. Date of Patent: June 8, 2018; Huang, H. S.; Yu, D. S.; Chen, T. C., 氫硫胺[2,3-c]喹啉-12-酮衍生物及其製備方法和應用，PRC Patent No. ZL2014 1 0566281.7, Date of Filing: 2014/10/22, Date of Patent: Oct. 20, 2017; Huang, H. S.; Yu, D. S.; Chen, T. C. Novel thiochromeno[2,3-c] quinolin-12-one derivatives, preparation method and application thereof, Japan Patent No. 6063909. Date of Patent: Dec. 22, 2016.; Huang, H. S.; Yu, D. S.; Chen, T. C. PRC Patent No. ZL2014 1 0566281.7, Oct. 20, 2017; Huang, H. S.; Yu, D. S.; Chen, T. C. Canadian Patent No. 2866502, Date of Patent: May 02, 2017; Huang, H. S.; Chen, T. C., Australian Patent No. 2014240265. Date of Patent: Jan. 21, 2016. Huang, H. S.; Chen, T. C., New Zealand Patent No. 700644. Date of Patent: Mar. 1, 2016.

3. Huang, H. S.,陳震宇、阿里 艾哈邁德 阿特夫 艾哈邁德、許斐婷, ROC Patent No.: I644687, Dec 21, 2018.

4. Sun W.H., Huang S.L., Huang, H. S. Indication of naphtho[2,3-F]quinoxaline-7,12- dione compound in alleviating pain. USA US 9,284,281B2, Date of Patent: Mar. 15, 2016.

5. Sun, W.H., Huang, S.L., Huang, H. S., Indication of anthra[2,1,c][1,2,5] thiadiazole-6,11-dione compound in alleviating pain, US Patent No. 9192602B2, Date of Patent: Nov. 24, 2015.

6. Sun, W.H., Huang, S.L., Huang, H.S.,蒽醌[2,1-c][1,2,5]塞二坐-6,11-二酮化合物緩解疼痛的應用，ROC Patent No.:I492920, Date of Patent: July 21, 2015.

7. Chang, D.M., Huang, H.S., Lee, Chia-Chung; Chen, Chun-Liang. Preparation and Pharmaceuticals of Biphenyl Benzamide-derived Derivatives, Date of Filing: 2015/01/29, US Patent No. 9162993B, Date of Patent: Oct. 20, 2015.

8. Chang, D.M., Huang, H.S., Lee, Chia-Chung; Chen, Chun-Liang. Pharmaceutical composition of salicylanilide-derived small molecules and preparation and application thereof, US Patent No. 9018203, Date of Patent: April 28, 2015.

9. Chang, D.M., Huang, H.S., Lee, Chia-Chung; Chen, Chun-Liang. Preparation and pharmaceuticals of biphenyl benzamide-derived derivatives, US Patent No. 8975255. Date of Patent: March 10, 2015.

10. Huang, H. S.; Yu, D. S.; Chen, T. C. Novel thiochromeno[2,3-c]quinolin-12-one derivatives, preparation method and application thereof, US Patent No. 8,927,717B1. Date of Patent: Jan. 6, 2015.

11. Chang, D.M., Huang, H.S. Lee, C.C.; Chen, C.L.,水楊酸苯胺衍生小分子之醫藥組合物及其製備與醫藥用途，ROC Patent No.:I492920，Date of Patent: July 21, 2015.

12. Huang, H. S.; Yu, D. S.; Chen, T. C., 新穎 氫硫胺[2,3-c]喹啉-12-酮衍生物、其製備方法及其應，ROC Patent No.:I 488843，Date of Patent: June 21, 2015.

13. Huang, H. S.,二胺基蒽醌衍生物、其製造方法及其應用，ROC Patent No.:I 465423，Date of Patent: Dec. 21, 2014.

14. Chang, D.M., Huang, H.S.,用以抑制前驅蝕骨細胞生長之醫藥組合物,ROC Patent No.:I 455711，Date of Patent: Oct. 11, 2014.

15. Chang, D.M., Huang, H.S., Lee, C.C.; Chen, C.L.,聯苯醯胺衍生小分子之製備與醫藥用途，ROC Patent No.:I 454445, Oct. 1, 2014.

16. Huang, H.S.,賴振宏、何令君、劉峰誠，用以治療關節炎之醫藥組成物，ROC Patent No.:I 435719，Date of Patent: May 1, 2014.

17. Huang, H.S., Chen, C.L.,新穎[1,2-d]咪唑蒽醌衍生物、製備方法及其應用，ROC Patent No.:I 432192，Date of Patent: April 1, 2014.

18. Huang, H.S.,抑制癌症之蒽醌衍生物及其製造方法，ROC Patent No.:I 422367，Date of Patent: Jan. 11, 2014.

19. Chang, D.M., Huang, H.S., Pharmaceutical composition for inhibiting osteoclast growth, Date of Filing: 2011/7/11, Patent Application No.: 13/180,253, US Patent No. 8,772,344. Date of Patent: July, 8, 2014.

20. Huang, H. S. Chen, T. C., Cha, T. L. Heteroannelated anthraquinone derivatives for inhibiting cancers, US Patent No. 8,772,321. Date of Patent: July, 8, 2014.

21. Huang, H. S., Lee, Y. R., Chen, T. C. Heterocyclic fused anthraquinone derivatives, manufacturing method and pharmaceutical composition using thereof, US Patent No. 8,877,748. Date of Patent: Nov., 4, 2014.

22. Huang, H. S., Lee, C. C., 1,2-Disubstituted Amido-anthraquinone Derivatives, Preparation Method and application thereof, US Patent No. 8,530,465B2. Date of Patent: Sep. 10, 2013.

23. Huang, H. S., Lee, C.C.新穎1,2-雙取代醯胺基蒽醌衍生物、其製備方法及其應用，ROC Patent No.:I 402066, Date of Patent: July 21, 2013.

24. Huang, H. S., Substituted Naphto[2,3-F]quinoxaline-7,12-diones and Pharmaceutical Utility Thereof, US Patent No. 8,470,824 B2. Date of Patent: June 25, 2013.

25. Huang, H. S., Method for Inhibiting Growth of Cancer Cells and Cell Telomere and Diseases of Cell Proliferation by Using Heteroannelated Anthraquinone Derivative Compounds, US Patent

No. 8,445,492 B2. Date of Patent: May 21, 2013.

26. Huang, H. S., Thioxanthone Ring System Derivatives, US Patent No. 8,410,161B2. Date of Patent: Apr. 02, 2013.

27. Huang, H. S.,噻噸酮衍生物(Thioxanthone Ring System Derivatives)，ROC Patent No.:I 414520，Date of Patent: Nov. 11, 2013.

28. Huang, H. S.,咪唑蒽醌衍生物及其合成方法(ANTHRAIMIDAZOLE DERIVATIVES AND THE SYNTHESIS METHOD THEREOF)，ROC Patent No.:I399369，Date of Patent: June 21, 2013.

29. Huang, H. S., 含硫取代基〔1,2-d〕咪唑蒽醌衍生物、其製備方法及其應用，ROC Patent No.:I399399, Date of Patent: Feb. 21, 2013.

30. Huang, H. S., 2,7-雙取代蒽醌類衍生物之製備及其端粒酶抑制、細胞毒殺活性，ROC Patent No.:I378792, Date of Patent: Dec 11, 2012.

31. Huang, H. S. Lee, C. C., 1,2-Disubstituted Amido-anthraquinone Derivatives, Preparation Method and application thereof, US Patent No. 8,304,415. Date of Patent: Nov. 06, 2012.

32. Huang, H. S. Substituted Anthra[1,2-D]imidazolediones and Pharmaceutical Utility Thereof, US Patent No. 8222287. Date of Patent: July 17, 2012.

33. Huang, H. S. Novel Anthra[1,2-d]imidazole-6,11-dione Derivatives, Preparation Method and application thereof, US Patent No. 8,124,637 B2. Date of Patent: Feb. 28, 2012.

34. Huang, H. S. Anti-Cancer Compound and Manufacturing Method Thereof, US Patent No. 8,053,583 B2. Date of Patent: Nov. 8, 2011.

35. Huang, H. S. Thio-subsituted Anthra[1,2-d] imidazole-6,11-dione Dervatives, Preparation Method and application thereof, US Patent No. 8,067,454 B2. Date of Patent: Nov. 29, 2011.

36. Huang, H. S., US Patent No. 6,596,774. Date of Patent: July 22, 2003.

37. Huang, H. S., U.S. Patent No. 6,372,785 B1. Date of Patent: Apr. 16, 2002.

38. Huang, H. S.; Lee, K.-Y.; Shi, C.-H.; Hsu, H.-C., U.S. Patent No. 6,369,246 B2, Date of Patent: Apr. 9, 2002.

39. Müller, K.; Huang, H. S.; Wiegrebe, W., U.S. Patent No. 5,705,533, Date of Patent: Jan. 6, 1998.

生病藥不藥
德國藥學博士黃旭山教授的藥物關係學，
解析藥物進入五臟六腑以及眼耳鼻舌身各器官，教你正確用藥

作　者／黃旭山
出版統籌／時兆創新（股）公司
出版企畫／時傳媒文化事業體
出版策畫／林玟妗
出版經紀／詹鈞宇
美術編輯／了凡製書坊
責任編輯／twohorses
企畫選書人／賈俊國

總 編 輯／賈俊國
副總編輯／蘇士尹
編　　輯／高懿萩
行銷企畫／張莉滎　蕭羽猜　黃欣

發 行 人／何飛鵬
法律顧問／元禾法律事務所王子文律師
出　　版／布克文化出版事業部
　　　　　台北市中山區民生東路二段 141 號 8 樓
　　　　　電話：(02)2500-7008 傳真：(02)2502-7676
　　　　　Email：sbooker.service@cite.com.tw
發　　行／英屬蓋曼群島商家庭傳媒股份有限公司城邦分公司
　　　　　台北市中山區民生東路二段 141 號 2 樓
　　　　　書虫客服服務專線：(02)2500-7718；2500-7719
　　　　　24 小時傳真專線：(02)2500-1990；2500-1991
　　　　　劃撥帳號：19863813；戶名：書虫股份有限公司
　　　　　讀者服務信箱：service@readingclub.com.tw
香港發行所／城邦（香港）出版集團有限公司
　　　　　香港灣仔駱克道 193 號東超商業中心 1 樓
　　　　　電話：+852-2508-6231　　傳真：+852-2578-9337
　　　　　Email：hkcite@biznetvigator.com
馬新發行所／城邦（馬新）出版集團 Cité (M) Sdn. Bhd.
　　　　　41, Jalan Radin Anum, Bandar Baru Sri Petaling,
　　　　　57000 Kuala Lumpur, Malaysia
　　　　　電話：+603- 9057-8822　　傳真：+603- 9057-6622
　　　　　Email：cite@cite.com.my
印　　刷／韋懋實業有限公司
初　　版／2023 年 3 月
定　　價／420 元
Ｉ Ｓ Ｂ Ｎ／978-626-7256-49-7
Ｅ Ｉ Ｓ Ｂ Ｎ／9786267256503（EPUB）

城邦讀書花園　布克文化
www.cite.com.tw　WWW.SBOOKER.COM.TW